JN321485

# 手術器械の歴史

C・J・S・トンプソン 著

川満富裕 訳

時空出版

The History and Evolution of
Surgical Instruments
by
C. J. S. Thompson

Schuman's New York 1942

# 緒　言

アメリカの読者にはC・J・S・トンプソン教授を紹介する必要はあるまい。医学史に関心のある者ならば、教授が医学史の諸相に関する多くの名著を書いたことを知っている。しかし、ヘンリー・シューマン社から出版される本書は特筆に値する。

手術は大いなる技芸である。[1] 科学知識を治療に用いるとき、外科医には精巧な器械をあやつる手技が必要である。それゆえ、手術器械の歴史は手術の基本手技の発展史になる。ルネッサンス時代の巨匠から現代の名医まで、偉大な外科医たちはこの発展史をさまざまな面から研究した。しかし、トンプソン博士ほど包括的で詳細な研究を行った者はいない。その研究を可能にしたのは、おもにロンドン王立外科医師会のすばらしい手術器械コレクションだった。

王立外科医師会の建物は落ち着いた質素なたたずまいで、美しい公園のリンカーン・イン・フィールズに面している。この建物をご存じの方は、どの部屋にも価値のある多くの資料が集められていたことを知っている。その資料が一九四一年春に[2]ナチスの爆撃でほとんど破壊されたと聞いたとき、医師と人道主義者はみな憤慨した。古色蒼然とした建物に集められた膨大な知識は、ナチス自身を含むあらゆる人々のためのものだった。それが破壊されたとき、貴重なコレクションだけではなく、手術器械に関する記録も失われた。

王立外科医師会の学芸員トンプソン博士がこの資料を十分に調査して包括的な研究を行っていたことは幸運だった。その研究がそれにふさわしい美しい本になり、この度ヘンリー・シューマン社から出版される。この本の一部はすでに『英国外科雑誌』に連載されている[3]。王立外科医師会の有名なコレクションは、ナチスの蛮行で無残にも復元不可能なまでに破壊されたが、トンプソン博士によって完全な記録として再生された。この史的記録は、手術器械そのものに代わり得るわけではないが、コレクションの意義を不朽のものとし、手術手技の発展記録を保管する王立外科医師会の任務を引き継ぎ、その価値の分かる者は誰でも利用できる。このトンプソン博士の本により、破壊武器がいかに強力で異常なものになろうと、慈愛と平和にとっては知識が有用な武器になるという信念が改めて確かめられる。

チャンシー・デピュー・リーク

カルフォルニア州サンフランシスコ
一九四一年一一月二〇日

（1）**大いなる技芸** a great technical art　ヨーロッパでは一八世紀まで、外科（手術）は学芸 liberal arts ではなく技芸 mechanical arts のひとつであり、外科医は単なる職人だった。しかし、偉大な外科医たちの努力により、一九世紀になると外科は医学に不可欠なものとして認められるようになった。

（2）**ナチスの爆撃** Nazi bombing　ナチスのロンドン空襲は一九四一年五月一〇日なので、チャンシー・リークがこの緒言を書いたのはその半年後である。イギリス王立外科医師会の本部はこの空襲で破壊され、玄関部分だけが残った。有名なジョン・ハンターの博物コレクションも多くが失われた。

（3）**連載** appeared serially　本書の序章から第6章までが『英国外科雑誌』に掲載されている。

Thompson CJS：The evolution and development of surgical instruments.

Brit J Surg 25(97)：1–15, 1937（本書の第1章）

Brit J Surg 25(98)：388–394, 1937（本書の第2章）

Brit J Surg 25(99)：479–486, 1938（本書の第3章）

Brit J Surg 25(100)：726–734, 1938（本書の第4章）

Brit J Surg 26(102)：232–239, 1938（本書の第5章）

Brit J Surg 26(103)：458–461, 1939（本書の第6章）

# 手術器械の歴史　目次

緒言

序章 …… 1
第1章 メス …… 4
第2章 切断ナイフ …… 12
第3章 ノコギリ …… 24
第4章 穿頭器 …… 35
第5章 膣の拡張器と検鏡 …… 50
第6章 頭蓋ノコ …… 62
第7章 異物鉗子と動脈鉗子 …… 70
第8章 銃弾鉗子と銃弾摘出器 …… 82

# 凡　例

1. 原著のイタリック体は本書ではゴチック体とした。
2. 本文と図の説明における（　）は原著者の付記で、ほかのところの（　）は訳者の付記である。［　］はすべて訳者の付記である。
3. 原注は、訳注に組み入れ、**原注**と明記した。
4. 訳注は、本文中のキーワードの肩に数字を付し、章の最後に後注として付記した。
5. 原著にある明らかな誤り（人名の原綴など）はとくに断らずに訂正した。
6. 原著の索引を改編し、人名索引と事項索引を作成した。人名は、本文中ではカタカナで表記し、索引に原綴のフルネームと生没年を記した。
7. 器械の部位については次図の呼称を用いた。鉗子を構成する二本の棒は隻肢《せきし》 limb と呼ぶ。

## 刃物など

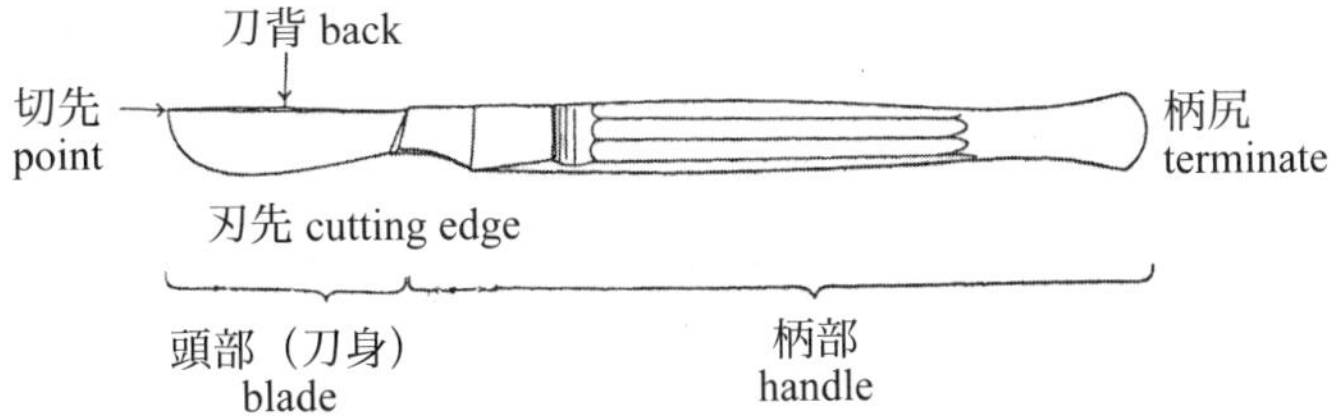


## Λ形鉗子（バネ鉗子、鑷子、ピンセット）

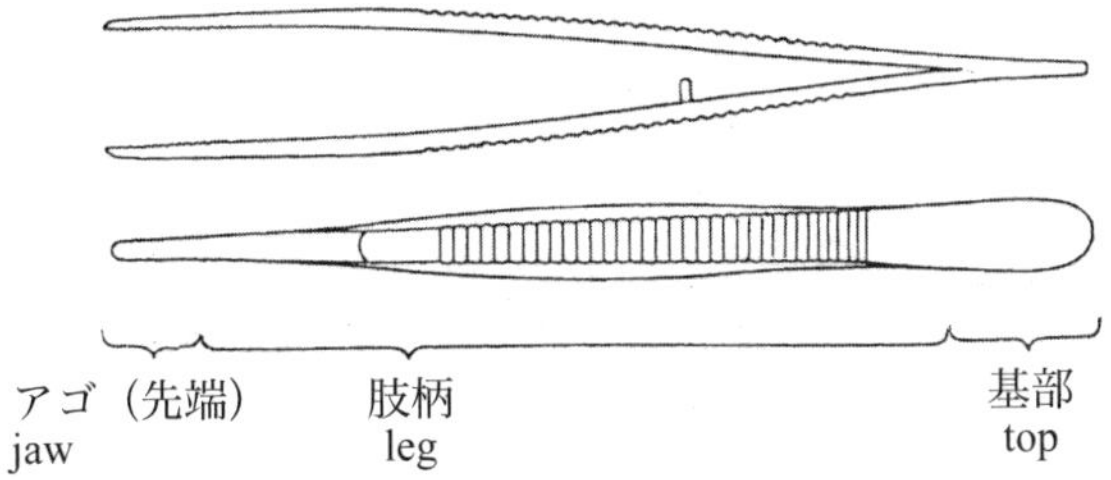


## X 形鉗子

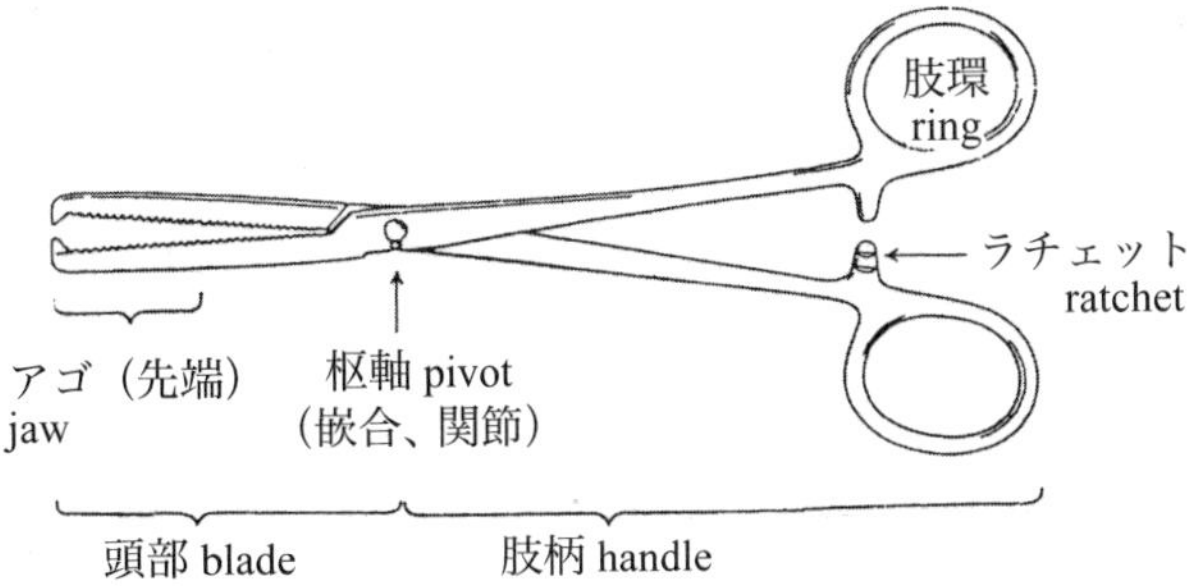


現代産科婦人科学大系第 13 巻 B1「手術学総論 II」中山書店 1972 年より（一部改変）

# 序章

おもな手術器械の起源をたどると旧石器時代にさかのぼる。その頃に切開や切削に使われた器械は火打石や黒曜石の剥片や石刃だけだった。それは先史時代の頭蓋骨に残る穿頭術の痕跡から分かる。(1)これらの石器がほかの手術にも用いられたことは、現代のアボリジニが用いている道具から推測できるが、憶測にすぎない。しかし、ドリル、ノコギリ、舞キリ(2)のような道具が原始の職人が使った道具から生まれたことは確かであり、切開用のナイフやメスはもっと大昔から使われていたに違いない。それが最古の手術器械と考えられる。

紀元前の手術に使われた器械の形態については、古代人の文書と大理石などの石に残された彫刻がおもな情報源である。外科医が実際に使った器械は、紀元後初期の古代ローマの器械より古いものは残っていないからである。

「ヒポクラテス全集」には、器械を術者の手に合わせることと「器用さと巧みさ」を身につける方法が強調されている。さらに、次のように書かれている。

爪(3)は長すぎても短すぎてもいけない。たいていの場合、指先は示指を親指の方に向け、手全体は手のひらが下を向くようにし、両手は向かい合わせにして用いる。指の望ましい並び方は、指と指の間隔が大きく、親指が示指と向かい合っている。……あらゆる手術は、どちらか一方の手を用いたり、同時に両手を用いたりして行う。実際、両方の手は同じように使える。この場合、適切で、見事で、手早く、苦痛を与えもせず、きちんと、臨機応変に必要な仕事を成し遂げるように努力する。

一三世紀に活躍したミラノのランフランクは、サリチェトのウィリアムの弟子で、イタリアの外科をフランスにもたらした。彼はこう述べた。「外科医は手を整え、指は細長く、身体は震えたりせず、洞察力がなければならない」。

一八世紀にハイスターは「あらゆる器械を使いこなせなければ、その手は外科医にとって役に立たない」と述べ、いろいろな形態の器械を列挙した。

外科医はどんな器械が自分の手によく合うかを知っている。何世紀もの間に工夫がこらされ、器械の頭部と柄部には形態の違いが無数に生じた。

（1）**穿頭術** trepanning　第4章を参照。
（2）**舞キリ terebra or wimble**　図22を参照。中心軸に革ヒモを巻きつけ、横棒を下に引くと中心軸が回転する。横棒が下に下りきっても、中心軸は惰性で回り続け、革ヒモは自然に巻きつく。再び横棒を下に引けば、同じことが繰り返され、大きな力を使わずに中心軸のキリを回し続けることができる。

（3）「爪」以下の訳文は大槻真一郎訳編「新訂ヒポクラテス全集」の「診療所内において」第4節から引用。

# 第1章　メス

メス[1]という器械は、手術用の軽いナイフのことである。ガレノスとアエティオスはギリシア語で smilh と呼び、古代ローマ人はラテン語で scalpellus と呼んだ。メスを描いた最古の記録は、アテネのアクロポリスのアスクレピオス神殿に奉納された石版彫刻で、紀元前三〇〇年頃のものと思われる（図1の2）。描かれているのはメスの入った箱で、メスの刃と柄が互い違いに並んでいる。三番目の曲刃《きょくば》[2]のメスは現在のメスに形が似ている。ほかの二つは、ヒポクラテスが「乳形メス[3]」と呼び、「肋骨の間の外皮《がいひ》[4]を切る」のに使ったものである。ガレノスはこれを「手術用の乳形ナイフ」と呼んだが、これは「女性の乳房のような」という意味のギリシア語［stethoeides］に由来している。この形の刃をしたメスが紀元前一五〇〇年頃にギリシアやローマの外科医によってエジプトに持ち込まれたことは、ナイル河畔にあるコム・オンボのアスクレピオス神殿の壁面レリーフから分かる（図1の1）。このレリーフには紀元前二世紀のギリシアやローマの外科医が用いていたさまざまな婦人科の器械が描かれている。

これらの器械は鋼《はがね》[5]でつくられていたと思われる。というのは、ギリシアは最古の医学書より

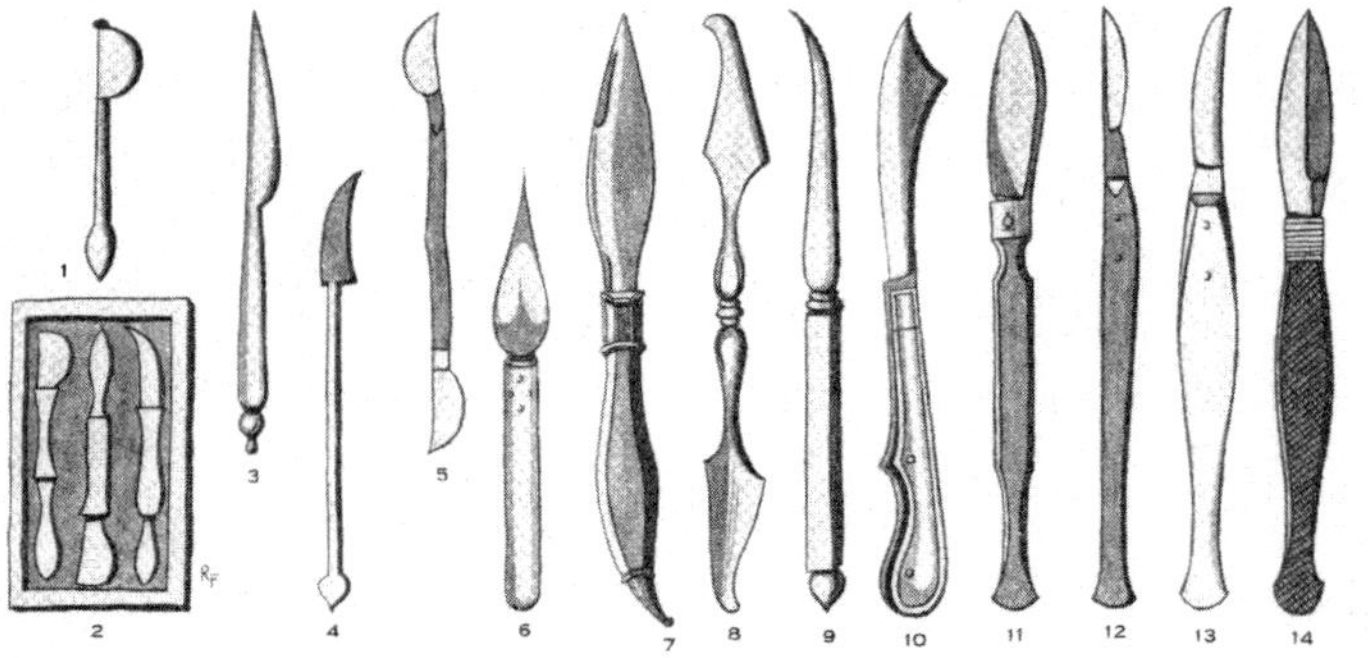


**図 1**　紀元前 300 年から 19 世紀までのメス

1. 古代エジプトのメス（紀元前 150 年頃）
2. メスのケース．古代ギリシア（紀元前 300 年頃）
3. ポンペイのメス
4. ボドレー図書館にあるアルブカシス写本（1271 年）
5. ライトソン写本（1350 年頃）
6. デラ・クローチェ（1598 年）
7. ギユモー（1598 年）
8. ガランジョ（17 世紀）
9. ファブリキウス・アプ・アクアペンデンテ（17 世紀）
10. ハイスター（1740 年）
11. ペレ（1772 年）
12. サー・ウィリアム・ファーガソン
13. サー・ウィリアム・フラワー（1861 年）
14. 18 世紀後半

ずっと昔［紀元前一二〇〇年頃］から鉄器時代に入っており、ヒポクラテスが活躍した頃には鉄器が普及していたからである。古代ギリシア人は鉄を鍛える方法を知っており、手術に使うナイフの刃のような刃物は鋼でつくっていた。ガレノスは当時の「上質の鋼からできるナイフは、簡単になまることがなく、曲がったり刃先《はさき》がこぼれ落ちたりしない」と述べている。

　注目すべきことは、メスなどは両端に器械のある両端器で、中央にある柄を指でもつようになっていたことである。ヒポクラテスが述べたように、「あらゆる器械は、大きさ、重さ、つくりが、手でもつのに合っていなくてはならない」からである。

ヒポクラテスの時代から古代ローマまでは資料がない。古代ローマには古代ギリシアより確かな資料がある。手術器械の材料が金属だったお陰で、たくさんの実物が残されているからである。しかし、発見された古代ローマの手術器械はほとんどが青銅製である。鉄や鋼の刃物も用いられていたが、サビて消滅し、青銅のものが残ったからである。

古代ローマの外科医が用いた一般的なメスは、切先《きっさき》の尖った真っ直ぐな刃で、刃先は弧を描いていた（図1の3）。この図はポンペイ(6)で発見された手術器械のひとつである。ほかの器械は両端器で、一端が刃、他端は葉状のヘラになっており、ヘラは剥離《はくり》に用いられた。中央の棒つまり柄は青銅で、その断面は円形、四角形、六角形になっていた。単端器のメスやナイフは、鋼の刃が糸や針金で柄に固定され、掃除するとき取りはずせるようになっていた。一般に、刃は直刃《ちょくば》か反刃《そりば》で、切先は尖っており、両刃《もろは》になっていることもあった。

古代ローマの器械をみると、できれば二つの器械をひとつにした両端器が一般的だったようだ。それゆえ、消息子《しょうそくし》(7)の他端がヘラになっていたり、サジ(8)になっているものがたくさんあった。また、ピンセットの一端がサジ、消息子、骨膜剥離子になっていることもあった。この習慣は比較的最近まで器械メーカーに引き継がれていた。

古代ローマの器械には、柄に細工が施され、銀の象眼《ぞうがん》になっていたり、金メッキになっているものがあった。これは職人気質の現れで、柄の端に神像や動物の頭が彫刻されたものは、まさに芸術作品である。

注目すべきことは、古代ローマの器械のほとんどは全体が金属なので、煮沸洗浄が容易だったことである。また、現在の無菌関節のようなもので刃と柄がつながっている器械もあった。[9]

アウルス・コルネリウス・ケルススは名著『医学論』の中で、メスを用いて「傷口を広げ、肉に埋もれた武器を取り出しやすくする」と述べ、術者に「武器を取り出せるようにするため、十分に大きく切開する」ように教えた。[10] また、体内に残った小石のような異物は、メスを用い、鉗子《かんし》で取り出すことを勧めた。[11] さらに、「ターラントのヘラクリデスは、白眼にまぶたがくっついたとき、メスの刃先でていねいに切って剥離する手術を勧めた」と述べている。

七世紀はじめにセヴィリアのイシドールスが当時の手術器械を説明したが、[図がないので]その詳細は分からない。

一〇世紀にアラビアの外科医アルブカシスつまりアブル・カーシム・ビン・アッバース・アッ・ザフラーウィが器械の説明にはじめて図を用いた。彼の著作はアラビア語、ペルシア語、ラテン語で書かれた写本が数多く残っており、ラテン語版はクレモナのジェラルドの翻訳である。写本の書記の作風と時代により器械の図は異なっている。オックスフォード大学のボドレー図書館にある写[12]本は一二七一年のもので、現在イギリスで最上のものだろう。図は黒インクで写実的に描かれ、細かいところまで分かる。この写本からメスの図を転載した（図1の4）。金属の器械で、刃は軽く弧を描き、凹側が刃先になっている。柄は真っ直ぐで、他端に葉状のヘラがついている。ボドレー図書館にあるもっと後代［一四六五年］の写本[13]は、図が赤インクで描かれている。大英博物館にある写本[14]は極彩色で飾られており、研究する価値があると思う。

一四世紀頃、木や骨でできた柄が開発されたようだ。一三五〇年頃のものと考えられるジョン・ライトソンの写本にその器械が描かれているからだが、この写本は現在オックスフォード聖ジョン・カレッジの図書館に保管されている。この写本には器械の図[15]が五四あり、そのひとつに両端器がある（図1の5）。両端の刃は同じ形で、刃先が曲線を描き、刀背《とうはい》は直線である。二つの刃は金属の縁で平たい柄（木製か）に固定されているが、おそらく着脱が可能だろう。

一六世紀には、刃の形が木の葉に近づき、両刃になった。木か骨の丸い柄に刃が鋲《びょう》で固定された図が一五九八年に出版されたデラ・クローチェの『一般外科学』にある（図1の6）。同じ年にギユモーが描いたメスは、同じく両刃だが、切先に近づくほど細くなり、少し曲がっている。柄に細工が施され、形を手に合わせ、口金が装飾されている。木の柄は断面が六角形で、柄尻《えじり》には尖った金属キャップがかぶせられている（図1の7）。

一七世紀には、ガランジョの図に「全体が金属」の器械がある（図1の8）。これも両端器で、切先の曲がった金属器械である。同じ頃にファブリキウス・アプ・アクアペンデンテが描いたメスは、長い片刃で切先が尖って少し曲がっている。柄は断面が四角形で、刀身と同じくらい長く、柄尻にドングリ形のつまみがついている（図1の9）。

一七四〇年、ハイスターは奇妙な形の刃と柄のメスを描いた。三日月形に彎曲した片刃で、刀背が平たくて広い。骨の柄は手に形を合わせてしっかり握れるようにしてあり、角は丸められている（図1の10）。一七七二年にペレが描いたメスは、葉状の片刃で刃先が直線である。刀身は模様のある骨の柄に鋲打ちされているが、柄尻が平たい柄はこれが最初である（図1の11）。

一八世紀の末頃、手がすべらないように確実に把持するため、格子模様を彫った象牙や木の柄が出現した。葉状の両刃が金属の口金で柄に固定された。柄は平たく、外にふくらんでからしぼみ、柄尻はヘラになっていた（図1の14）。

一九世紀の外科医は直刃であれ少し曲刃であれ短い刃を好んだ。薄く平たい象牙の柄が普及し、王立外科医師会博物館のコレクションにあるサー・ウィリアム・ファーガソンの愛用したメスにそれがみられる（図1の12）。サー・ウィリアム・フラワーも同型のメスを用い、象牙の柄で少し曲がった短い刃のメスを用いた（図1の13）。

一九世紀後半になると、［一八六七年に］リスターが消毒法を開発した後、手術器械メーカーが用いる[16]材料に新時代が訪れた。というのは、器械を消毒するため、再び器械全体を金属にしなければならなくなったからである。象牙、骨、木、鼈甲《べっこう》でできた柄は使われなくなり、現在では過去の遺物にすぎないとみなされている。

（1）**メス** scalpel　日本語のメスはオランダ語の **mes** に由来するが、オランダ語の **mes** はナイフを意味する。日本語のメスを意味するオランダ語は **ontleedmes**、英語は **scalpel** である。外科用の小刀はメス、ナイフ、ビストリーの三種類に分けられるが、その区別は漠然としている。一般に、メスの刃は柄よりずっと短く、ナイフとビストリーの刃は柄と同程度か柄より長い。ビストリーの刃は柳葉のように細長く、折りたたむことができる。ちなみに、現在の替刃《かえば》メスは一九一五年にアメリカの技術者パーカーが開発し、電気メスは一九二六年に脳外科医クッシングと物理学者ボヴィーが共同で開発した。

（2）**曲刃** curved blade　曲刃メスは二〇世紀半ばまで使われていたが、現在はほとんど用いられていない。現在のメスは、おもに尖刃《せんじん》メスと円刃《えんじん》メス（乳形メス）の二種類である。

（3）**乳形メス** bellied scalpel　一般にこの英語は円刃メスと翻訳されている。乳形メスに関するヒポクラテスの説明は「ヒポクラテス全集」の「疾病について第二巻」第47節を参照。

（4）**外皮** integument　この英語は皮膚ではなく外皮を意味する。全層皮膚移植という用語から分かるように、皮膚は表皮と真皮だけからなる。表皮、真皮、皮下組織からなる外皮と混同してはならない。

（5）**鋼** steel　ゲルマン諸族では鉄器の普及が遅く、鉄や鋼は五世紀以降に広まったといわれている。当時の鋼は焼き入れによって鉄の表面だけにしかつくれなかった。それゆえ、一六世紀以前につくられた鉄や鋼の手術器械はほとんど遺っていない。一六世紀から鋼の製造法が改良されはじめ、一八世紀半ばに鋼の大量生産（るつぼ鋼）が開発されたことにより鋼の手術器械は形態が大きく変化した。また、ヨーロッパに手術器械メーカーが出現した。第2章の訳注(9)と第3章の訳注(2)を参照。

（6）**ポンペイ** Pompeii　西暦七九年にヴェスヴィオ火山の噴火で埋まったポンペイとヘルクラネウムから約二〇〇種の手術器械が発掘されたが、その多くは青銅の器械だった。青銅の器械は、古代のものは多く残っているが、六世紀以降のものはほとんど発見されていないという。

（7）**消息子** probe　先端が丸い金属の細い棒で、管腔や創傷の深さや奥の状況を探る器械。ラテン語で specillum、ドイツ語でゾンデ Zonde という。その起源は針と同様に石器時代にあると考えられている。

（8）**サジ** scoop or spoon　匙《さじ》。耳かきのような器械。Spoon の先端は広くて浅い食事用のサジに似ており、scoop の先端は狭くて深い。サジの縁が鋭利になっているものを鋭匙《えいひ》という。

（9）**無菌関節** aseptic joint　X形鉗子の交差形式にはおもに三つの型がある。第一は二本の隻肢《せきし》を枢軸部のネジでつなぐネジ嵌合《かんごう》 screw-lock、第二は一方の隻肢が他方の隻肢の枢軸部にある穴を通り抜ける箱形嵌合 box-lock、第三は枢軸部を滅菌するため二本の隻肢を簡単に分離できるようにした無菌関節である。

（10）**（原注）**　ケルスス著『医学論』第7巻第5章2節［岩手医科大学の『医事学研究』第1号（一九八六年）から第16号（二〇〇一年）に『医学論』の全訳が連載されている］。

(11)(原注) ケルスス著『医学論』第7巻第5章6節。
(12)(原注) ボドレー図書館、マーシュ写本目録54号。
(13)(原注) ボドレー図書館、ハンチントン写本目録156号。
(14)(原注) 大英博物館、写本目録補遺36617号。
(15)(原注) この図の複写は王立外科医師会の器械展示室にある。
(16)**材料に新時代 a new era in the materials** 一九世紀後半に加熱消毒が普及し、煮沸すると有機物の部分が傷んだので、木、象牙、鼈甲などの柄がついた手術器械は一掃された。どの手術器械も全体が鋼になり、形も単純で芸術性の乏しいものになった。しかし、鋼は煮沸消毒するとサビやすかったため、一九世紀末にニッケルやクロムでメッキした鋼が用いられ、一九三〇年代から一九五〇年代にはステンレス鋼が用いられるようになった。ちなみに、ステンレス鋼は一九一三年にブレアリーが開発した。日本では、一八八六年に全体が鋼からなるメスがはじめてもたらされ、その後いつからか手術器械は鋼製小物と呼ばれるようになった。

# 第2章　切断ナイフ

アーリア人の伝承によれば、インド医学の父ダヌヴァンタリの弟子スシュルタは、紀元前六〇〇年頃に外科書の『スシュルタ本集』を著したといわれている。王とともに戦場に行く外科医が用意すべき手術器械についてひとつの章を費やした。スシュルタは「手術器械は、よい柄にしっかりと継ぎ、毛髪を切れるほどよく研いでおき、清潔にしてフランネルで包んで木箱に入れておかなくてはならない。しかし、もっとも重要なのは外科医の手である」と述べている。[1] また、切断術をときどき行ったと述べているが、[2] 確実な止血法はなかった。[3] 断端に熱油をかけ、お椀《わん》状の包帯で圧迫していた。樹脂を塗ることもあった。

『スシュルタ本集』には「ヒポクラテス全集」とよく似た記述があり、スシュルタの手術にはアレクサンドリア時代の手術やケルススの述べた手術に似たものがある。

四肢の切断術に関する記述は西暦一世紀になってはじめて現れ、アウルス・コルネリウス・ケルススが次のように説明している。

薬[4]が効かなければ患肢を切断しなくてはならないが、これには大きな危険が伴い、手術中に出血や失神で患者が死ぬことがある。しかし、今回のように治療法がひとつしかないときは、治療法の安全性より有用性のほうが重要である。それゆえ、健康な部分と壊死した部分との間を骨の深さまで切開する。ただし、関節の上を切開してはならず、病的な部分を残すより健康な部分に切り込んだほうがよい。骨に到達したら、健康な肉を引っ張り、骨をある程度露出しなければならない。そうしたら、健康な肉の近くで骨を小さなノコギリで切断する。ノコギリでザラザラになった骨の断端をなめらかにし、外皮で被う。骨端をできるだけ完全に被うため、外皮は十分に残しておかなくてはならない。外皮で被えなければ、骨端を亜麻布で被い、その上に酢に浸した海綿をのせ、包帯で固定する。

古代ローマの外科医が用いたナイフは、ポンペイで発見された手術器械から推測すると、鋼の刃と青銅の柄でできた大きなメスのようなものだった（図3の1）。

断端に義肢がつけられたことは、木の芯に青銅板を巻いた義足が残っていることから分かる（図2）。この風変わりな整形外科の遺品は、イタリア南部カプアの未盗掘の墓から発掘され、今は王立外科医師会の博物館にある。これは右足の義足と思われ、これといっしょに発見された骸骨は、裏地の革の縁を小さな鋲で止めた青銅の腰ベルトをしていた。義足の縁には端に穴のあいた二本の鉄棒がついており、足の近くでみつかった四辺形の鉄片は義足を強化するために義足の下部に固定

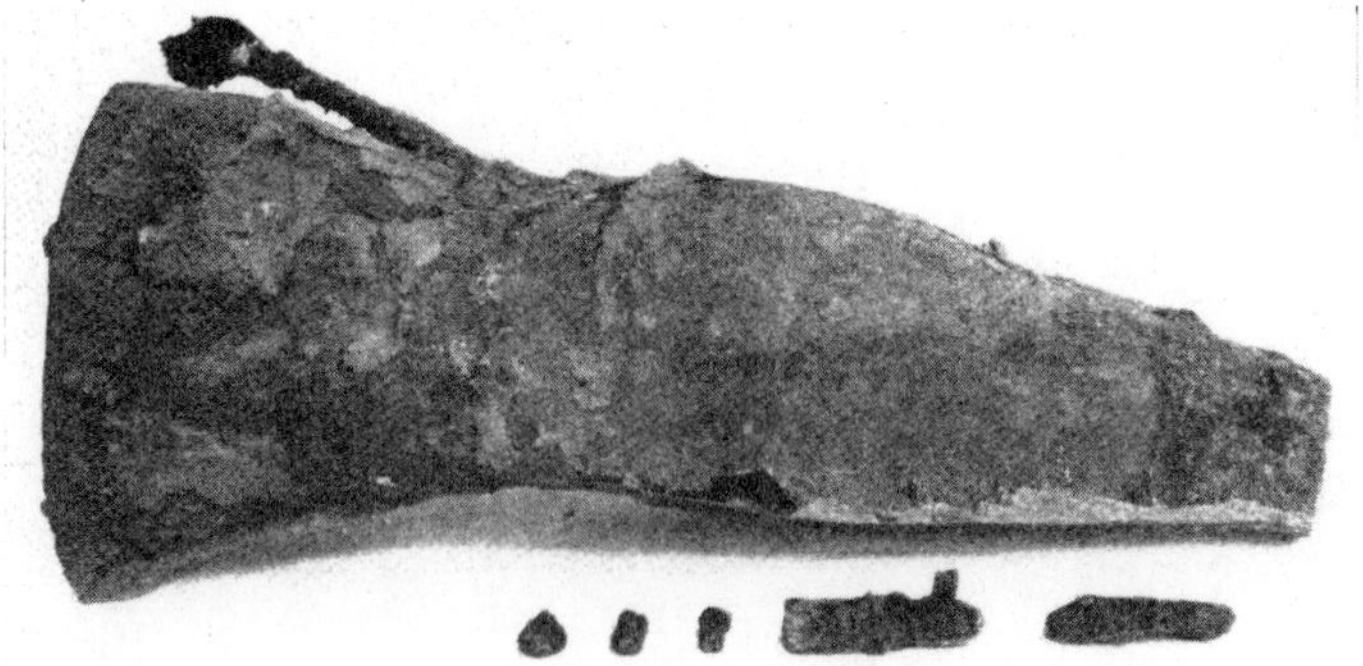

図２　古代ローマの義足。300 年頃（イギリス王立外科医師会博物館）

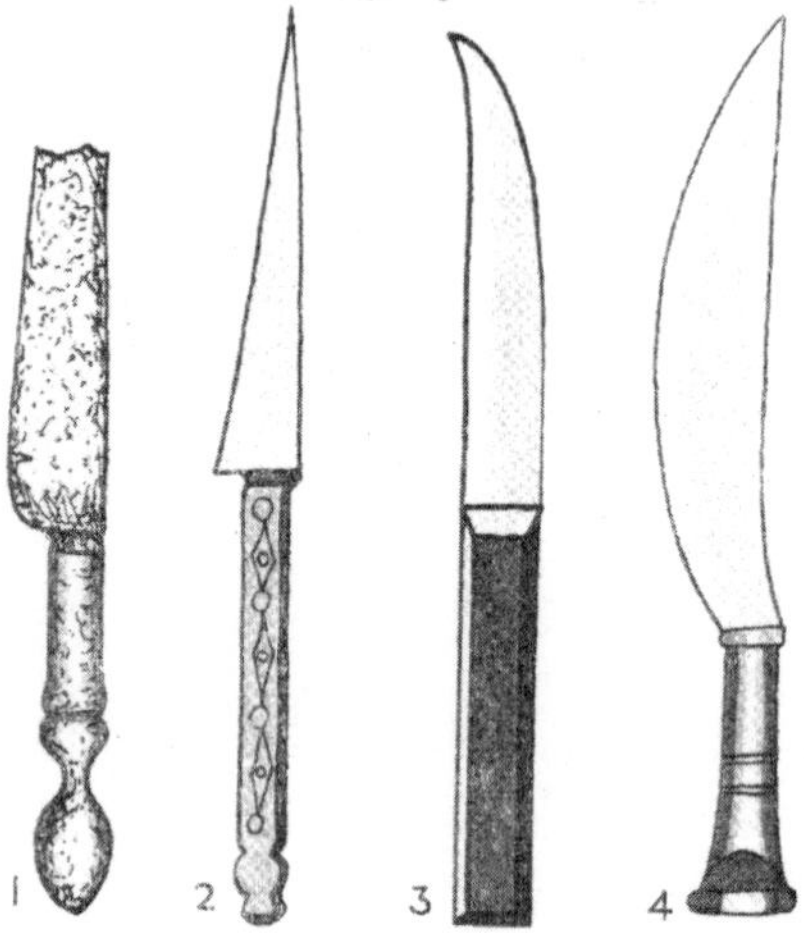


図３　切断ナイフ
1. 古代ローマ［このナイフは全体が鋼製］
2. アルブカシス
3. ライトソン（1350 年頃）
4. 15 世紀のナイフ

されていたものと思われる。

西暦一世紀の代表的な外科医のひとりヘリオドロスは、ローマの風刺詩人ユウェナーリスと同時代の人である。彼は切断術について「骨を切るとき、骨の断面を平らにするため、ノコギリの面を平らにしなくてはならない。骨はノコギリで切り、ほかの部分はメスで切りなさい」と述べた。この記述から、ギリシアの外科医が切断術の切開に大きなメスを用いていたことが分かる。

二世紀初頭のトラヤヌス帝の治世に、シリア北西部のアパメイア出身のアルキゲネスは、ローマで暮らし、乳ガンを手術し、血管を結紮して止血した。切断術については、輪状切断術と弁状切断術の両方を説明し、「骨まで切り込んだ後、腱を引っ張り、骨を露出してノコギリで切断する」と述べている。

ヘリオドロスもアルキゲネスも結紮糸を用いたが、ガレノスはヴィア・サクラ[5]にある商店で結紮糸を購入したという。

二世紀のガレノス[6]自身は、一部の壊死症例で関節を切断するように勧めた。

七世紀になると、アエギナのパウロスが切断術について「骨[7]はノコギリでできるだけ早く切りなさい。切断痛で苦しまないように、断面は亜麻布の端切れで被いなさい。切り終わったら、烙鉄を当て、亜麻布で圧迫して止血しなさい」と述べている。

一〇世紀のアラビア医学は切断術を行い、骨と関節の切除も行っていた。ラーゼスは骨の切断について、ノコギリの背が肉に当たらないように、肉を上下に引っ張れと述べている。また、病んでいる骨は残らず切除することを勧めた。

アルブカシスの本に描かれた器械には、刃が真っ直ぐで、刃元の太い、先細りで切先の尖ったナイフがあり、アルブカシスはこれを「カミソリナイフ」と呼んでいる（図3の2）。切断術についてアルブカシスは、肉の部分を大きなメスで骨まで切り、その後にノコギリで骨を切るように指示している。

一四世紀のギー・ド・ショリアックは有名な『大外科学』を著し、ヨーロッパの外科に何世紀も影響を与えたが、手術方法はアラビア医学にならっていた。彼は出血を動脈性と静脈性に分類し、止血には収斂剤《しゅうれんざい》、縫合、加熱焼灼、結紮を用いた。(8)

一三五〇年にオックスフォードのジョン・ライトソンが外科書に描いた切断ナイフは刃が短く、切先が少し内側［刃先のほう］に曲がっている（図3の3）。しかし、その一世紀後のものは刃の形がまったく変わり、刃先がふくらむように曲がっている（図3の4）。

一六世紀のフランスの偉大な軍陣外科医アンブロワーズ・パレは、戦場で切断術の経験を積み、手術に用いた二種類のナイフを外科書に描いた。一方を「切開ナイフ」と呼び、もう一方を切断術用の「彎曲ナイフ」と呼んだが、後者の刃は内側に曲がった三日月形をしている。パレは「結紮を終えたら、肉を骨まで切るが、それには鋭利な切れ味のよい切開ナイフか、彎曲ナイフを用いる」と述べている（図4の5と6）。

アンドレアス・ヴェサリウスが著書に描いた器械に切断ナイフがあり、その刃は刀背が途中で曲

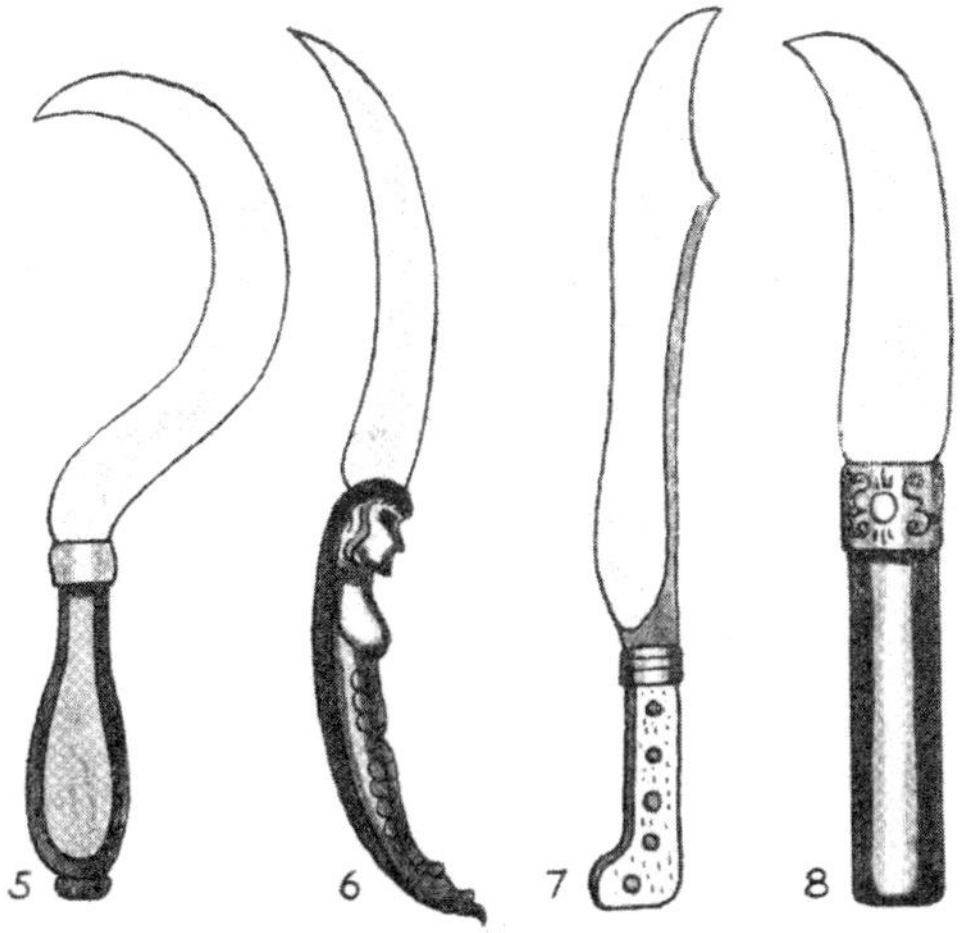


図４　切断ナイフ
5. パレの彎曲ナイフ
6. パレの切開ナイフ
7. ヴェサリウス（1550年頃）
8. ギユモー（1594年）

がった大きなもので、刃先がほぼ真っ直ぐで切先が丸まっている（図４の7）。装飾された木の柄尻につまみがあり、柄の先は内側に曲がってしっかり握れるようになっている。ギユモーは切先だけが曲がった幅広の刃を描いた（図４の8）。しかし、その五〇年後にファブリキウス・ヒルダヌスが先人たちのものとは大きく異なる新しい形の刃を描いた（図５の9）。三日月刀に似た形で、刃は重く、曲がりのふくらんだほうに刃先があり、刀背は尖って斜めになっている。グアヤック材でできた柄は先が丸く削られている。

しかし、この形は長続きしなかった。というのは、スクルテトスの『外科医の宝庫』（一六五三年）をみると、もとの形に復帰して「彎曲ナイフ」と呼び、「手や足

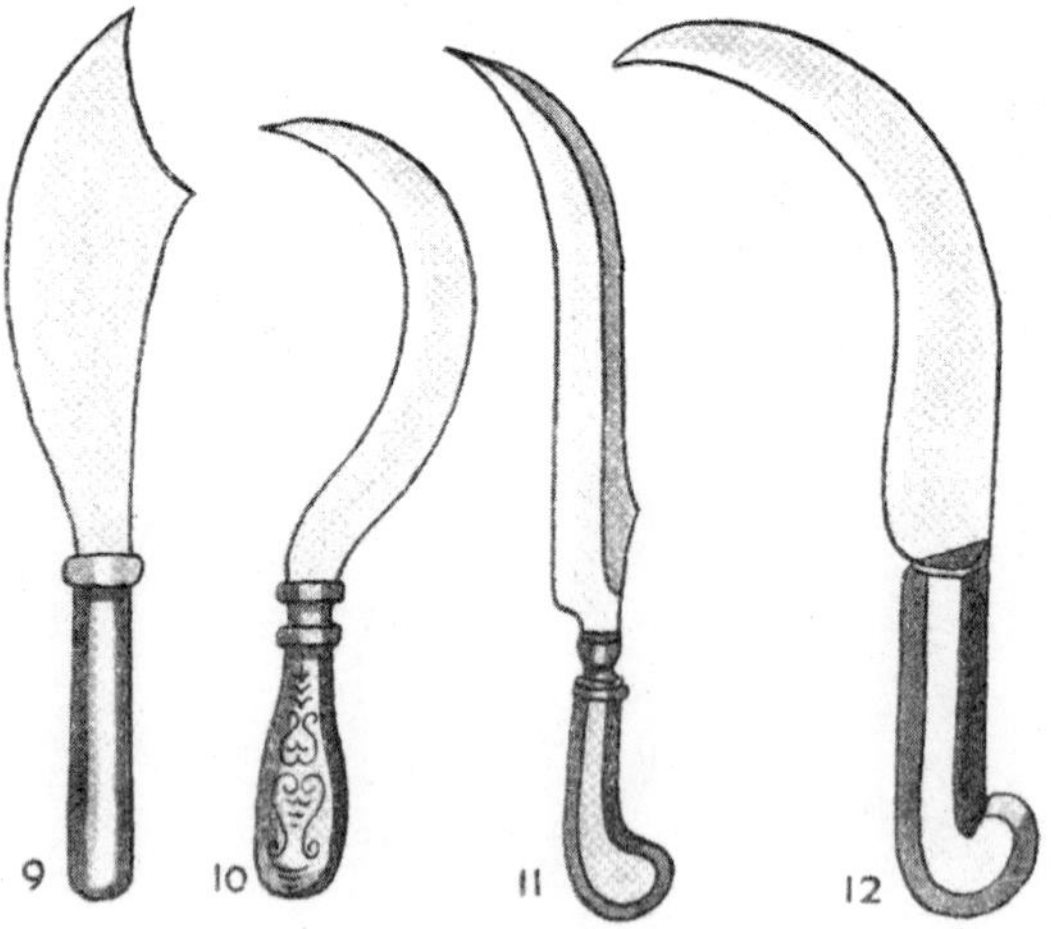


図5　切断ナイフ
9. ヒルダヌス（1646年）
10. スクルテトス（1665年）
11. シャープの彎曲ナイフ（1739年頃）
12. ペレ（1772年）

を切る前に、これを用いて切り落とすべき骨まで肉に切り込む」と書いてあるからである（図5の10）。

一八世紀の末には刃の形状に重要な変化が起きた。一七三九年頃、シャープは大きく曲がった刃を開発し、両刃にすることもあった（図5の11）。フランスでは、ペレがもっと三日月形に近い骨膜剥離子のついたナイフを好み、一八世紀の終わり頃まで腕の切断と膝下の切断にこれが用いられていた（図5の12）。［イギリスでは］一七六〇年から一七八〇年まではいろいろな形の曲刃が広く用いられたが、その八年後にローダーは刃先がほぼ真っ直ぐな直刃[9]のナイフを勧め、これが有用なことを明らかにした（図6の13）。その後は移行期で、一八世紀前半にシャープらが用いてい

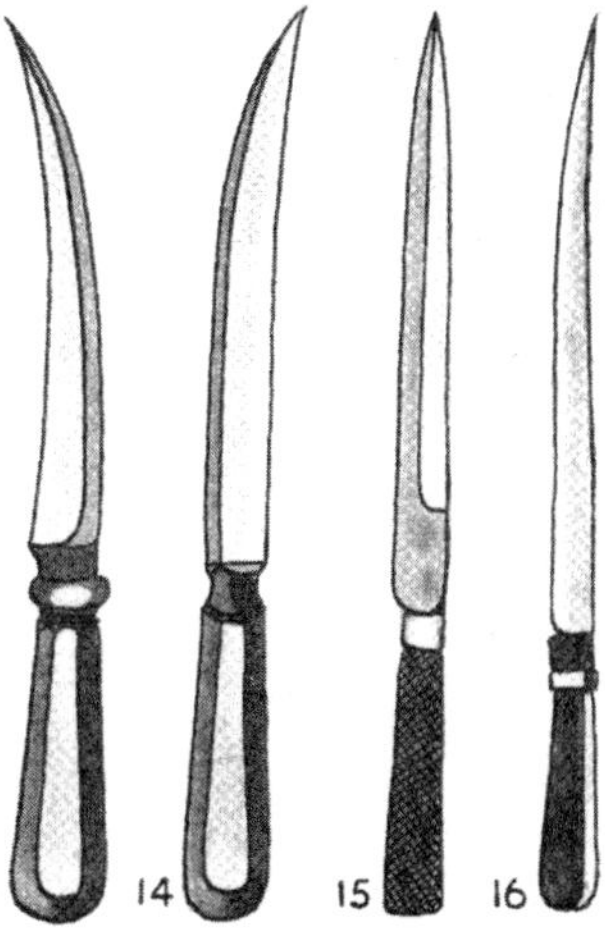

図6　切断ナイフ
13.　半弯曲（1775年）
14.　サヴィニー［1798年］
15.　リスフラン［1845年］
16.　リストン［1837年］

た強弯の曲刃は、直刃に駆逐されはじめた。

一七八八年にベンジャミン・ベルは『外科体系』に直刃のナイフを描いた。その一〇年後にサヴィニーはベルとペレの中間の形の刃のナイフを描き、「この器械の製作では、刃先に十分な固さが与えられれば、必要以上に刀背を厚くすべきではない。薄くしなければ、扱いにくくなる」と指摘した（図6の14）。しかし、サー・アストリー・クーパーは刀背の厚い切断ナイフを好んだ。彼のナイフはほかの器械とともに箱に入れられ、現在は王立外科医師会博物館のコレクションに保管されている。ナイフの刀背は厚いが縁はなめらかで、少し曲がった直刃で刃先が丸まっている。その特徴は刀背の両側で刃が急に平たくなっていることである。その柄はこの頃に流行した象牙製でなめらかな格子模様だった。しかし、当時の柄は大部分がグアヤック材からなり、断面は八角形で、柄尻が内側か外側に曲がっていた。

リスフランは直刃の切断ナイフを好み、「前腕や下肢の切断に使うナイフは、切先から柄までが刃先になっていなくてはならない」と述べている。それゆえ、彼のナイフは細長い両刃になっていた（図6の15）。

一九世紀半ばには長い直刃が広く用いられ、一八四六年にロバート・リストンがその使用法を確立した。一八四六年一二月二一日にユニヴァーシティ・カレッジ病院で男性患者に行われた歴史的な大腿切断術で、この傑出した外科医の巧みな素早い手術が披露された。イギリスではじめてのエーテル麻酔だった。麻酔が十分にかかると、リストンは愛用の細長いナイフから一本を選び、手術講堂に集まった学生と見学者のほうを向いて語りかけた。

「さあ、みなさん。時間を計ってください」。手術は終わった。[10]

「二八秒だ」。時計を手にスクワイアが絶叫した。

「二七秒」とバックネルが叫んだ。

「二六秒」とラッセル・レイノルズが言った。

「二五秒です」とリストンの包帯交換係エドワード・パルマーが静かに言うと、リストンはにっこりと微笑み返した。

リストンのナイフには刃の長さが一フィート以上のものがあり、その先端は両刃で、「突き刺せるように」切先から二インチのところまで刀背が尖っていた。刃先はほぼ真っ直ぐで、先端近くで曲がって刀背の刃と合流していた（図6の16）。細長いナイフを好む理由について、リストンは著書の『実践外科学』で次のように説明している。

この器械の形と大きさは、切除するものの長さと太さに対応していなくてはならない。たとえば、立派な大人の下肢を切断するのにふつうのメスや切開用のナイフを用いることほど馬鹿げたことはないだろう（それが用いられていることは何度も聞いているし、実際に見たこともある）。大きな切開が必要なら、患部を滞りなく速やかに切離できるように、刃渡りが十分に長い器械を用いなければならない。[11]

リストンは手術用ナイフの柄はなめらかに磨かれていなければならないと主張し、あらゆる器械の柄は使うとき微妙な手触りが必要だと述べた。さらに、次のように述べている。

木の柄に格子模様を深く彫ったカテーテルと消息子を使う医者がこれまで多かった。その発明者は器械が手からすべり落ちて大騒ぎになるのを恐れるあまり、目的に合わせて手際よく上手に使えるようにすることを考えなかったのだろう。[12]

リストンの切断ナイフのうち二本がエディンバラのサイムの手に渡り、現在は王立外科医師会博物館の「リストン・コレクション」に入っている。その刃は長さ一四・五インチで、幅は一・二五インチである。

リストンの後に普及した切断ナイフは、リストンが時代遅れとみなした器械だといわれている。

(1) **(原注)**　ライ著『土着医学報告』第1部、マドラス、一九二三年。

(2) **切断術 amputation**　切断術は、一四世紀に銃創が出現するまでほとんど行われなかったが、一九世紀に腹部外科が生まれるまで重要な手術のひとつだった。術式には、一気にスパッと切断して創面を閉鎖しない輪状切断術と皮膚弁をつくって創面を被う弁状切断術の二種類があった。麻酔法のない時代は、苦痛が早く終わる輪状切断術が好まれた。

(3) **止血法 control over haemorrhage**　昔の止血法には、圧迫、薬剤、焼灼、結紮があった。結紮による止血は、一六世紀にパレがもっとも確実な方法であることを明らかにしたが、普及しなかった。異物の糸が体内に残り、感染源になったからである。そのため、結紮する場合は、長い糸を用いて糸の端を傷口から垂らし、糸が自然に体外に脱落するのを待った。しかし、一九世紀はじめまでは焼灼止血が広く行われた。第7章の訳注(8)を参照。

(4) **(原注)**　ケルスス著『医学論』第7巻第33章。

(5) **ヴィア・サクラ Via Sacra**　聖なる通りを意味するラテン語。古代ローマにあった神殿前の商店街のこと。ガレノスはこの通りに住んでいた。

(6) **(原注)**　ガレノス著『ヒポクラテス注解――関節について』、Basle TV、650頁。

(7) **(原注)**「アエギナのパウロス著作集」第2巻、409頁［**訳注**：この記述はパウロス本人のものではなくレオニダスの引用］。

(8) **加熱焼灼 actual cautery**　焼灼法には烙鉄や熱油を用いる加熱焼灼と腐食剤を用いる薬剤焼灼 potential cautery とがあった。

(9) **直刃のナイフ straight-bladed knife**　一八世紀半ばにるつぼ鋼が開発され、彎曲させなくても薄くて丈夫なナイフがつくれるようになった。

(10)**(原注)** トンプソン著『リスター』John Bale & Danielson、一九三四年、15頁。
(11)**(原注)** リストン著『実践外科学』第4版、一八四六年。
(12)**カテーテル** catheter 「降ろす」という意味のギリシア語 kathienai に由来する。「膀胱から尿を排泄する管」が原意だが、体腔から液を排出させるあらゆる管を意味している。ほかにも管を意味する言葉、パイプ、チューブ、カニューラなどがあるが、厳密な区別はない。第11章の訳注(5)を参照。

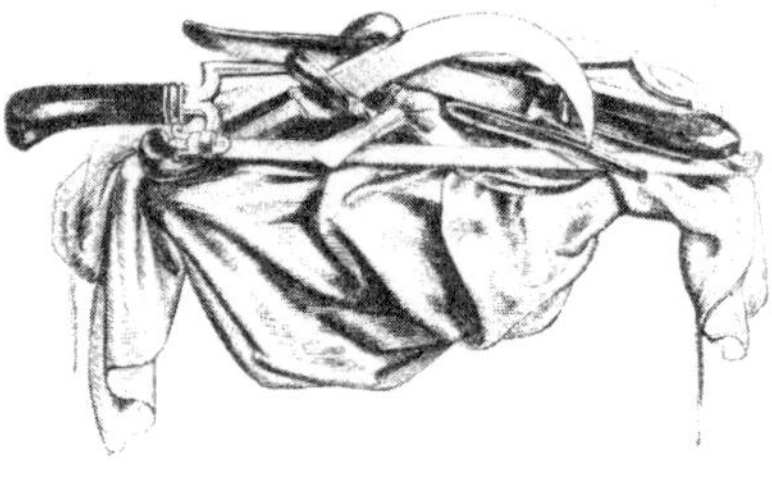

# 第3章　ノコギリ

ノコギリが新石器時代からあることは世界各地の発掘品から明らかである。ギザギサの道具で骨や木を切るという考えはノコギリエイの鋭い突起やサメの細かい歯のような自然界の物から生まれたのだろう。これらは先史時代から骨切りに使われたと信じられている。

プリニウスは、ノコギリを発明したのはダイダロスかその甥のペルディクスで、ヘビの顎で木片が切れるのを知って思いついたのだろうと述べている。しかし、この神話が本当かどうかにかかわらず、スイスの湖畔住居とエジプトで発見されたノコギリは少なくとも紀元前二七〇〇年にさかのぼる。これらは縁がギザギザになった火打石の薄い剥片でできている。大英博物館にある火打石が木の柄にのせられたノコギリ（図7）は、エジプト王朝時代より昔のものといわれ、古代エジプト人が四千年以上も前に使っていたことが分かる。その後、金属の刃が火打石の刃に取って代わり、紀元前一五〇〇年頃にテーベで描かれたノコギリは、古代エジプトの大工が現在のものとよく似た金属のノコギリを使っていたことを示している（図8）。

古代ギリシアでは、まず銅の鋸歯《きょし》が用いられ、その後は青銅のものに変わったが、青銅は銅より

図７　ギザギザの火打石をのせた木の柄。紀元前3300年頃の前王朝期古代エジプト（大英博物館の好意による）

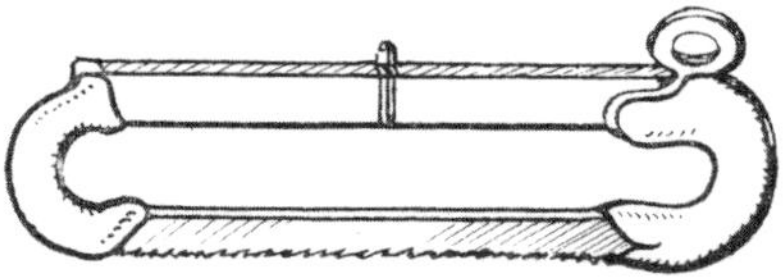

図10　古代ローマの弓ノコ（ローマ・カピトリーノ美術館の石版）

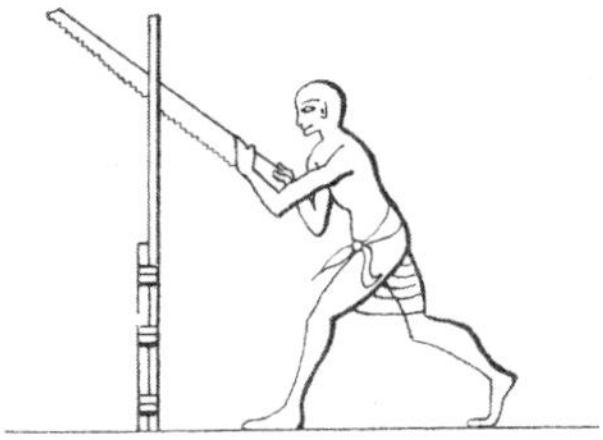

図８　木を切る古代エジプト人（テーベの壁画）

図９　細刃の青銅製手術用ノコギリ。古代ローマ（大英博物館の好意による）

硬くて耐久性があった。しかし、紀元前の一世紀か二世紀の古代ローマに、はじめて鉄や鋼の刃が現れる。古代ローマ人が使ったノコギリはおもに胴付《どうづき》ノコ（図9）だが、弓ノコや弦掛《つるかけ》ノコも使っていたことは石版に彫られた絵から明らかで、生け贄の儀式に使っていた。その石版は現在ローマのカピトリーノ美術館に保管されている（図10）。

ノコギリを手術に利用するという記述は古文書にも散見されるが、なかでも壊死した手足の切断についてケルススは「健康な肉の近くで骨をノコギリで切断する。ノコギリでザラザラになった骨の断端をなめらかにする」[1]と述べている。

ガレノスはナイフ形ノコギリまたは細身ノコギリについて、柄に細い刃のついたナイフのようなものと説明したが、そのようなノコギリは小手術にしか使えなかった。一六世紀にウィド・ウィディウスが同様な器械について述べている。

七世紀にアエギナのパウロスがノコギリに言及しているが、頭蓋骨の手術に小さなノコギリが使われるのはおそらくこの頃からだろう。

一二世紀と一三世紀に書かれたアルブカシスの写本がボドレー図書館と大英博物館にあるが、その本の図からノコギリの発展史がかなり分かる。アラビアの外科医が用いた弓ノコと胴付ノコがいくつか描かれているからである（図11）。大英博物館の写本にある図は興味深く、板状の刃が硬い刀背にくっつけられて強化されている。

三日月形の刃が真っ直ぐな柄についた頭蓋骨用の小さなノコギリの図もあるが、これはオックス

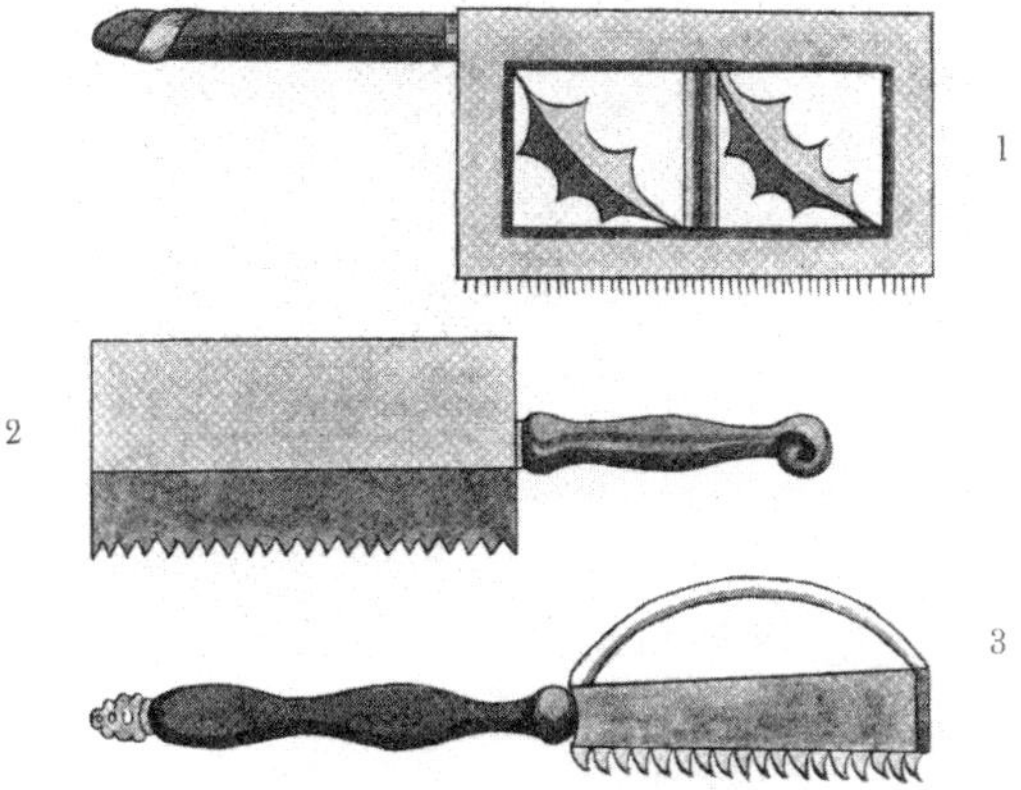


**図11　手術用ノコギリ**

1. 12世紀、アルブカシス外科書（大英博物館、写本目録補遺36617号）
2, 3. 13世紀のアルブカシス写本（オックスフォード、マーシュ写本目録54号）

フォード聖ジョン・カレッジ図書館のライトソンの写本にある図に似ている。ライトソンの大きなノコギリ（図12の1）は、先端が角ばっており、一六世紀にヴェサリウスが使った弓ノコに似ている（図12の2）。一六世紀のイタリアとフランスの職人は、当時の芸術の隆盛に影響され、外科医が使うノコギリの枠の装飾に関心をもちはじめた。彼らはノコギリの刀背を渦巻模様などで飾り、黒檀《こくたん》や紫《し》檀《たん》の枠に彫刻を施したが、それはゲルスドルフやリフが描いた図にみることができる（図12の3、図13）。

一五〇〇年頃に活躍したドイツのハンス・フォン・ゲルスドルフは経験豊富な腕のよい軍陣外科医だった。一五一七年に彼が著した『軍陣外科書』には、切断術の後は縫合せずに包帯し、腐蝕硬膏で止血する手術法が書い

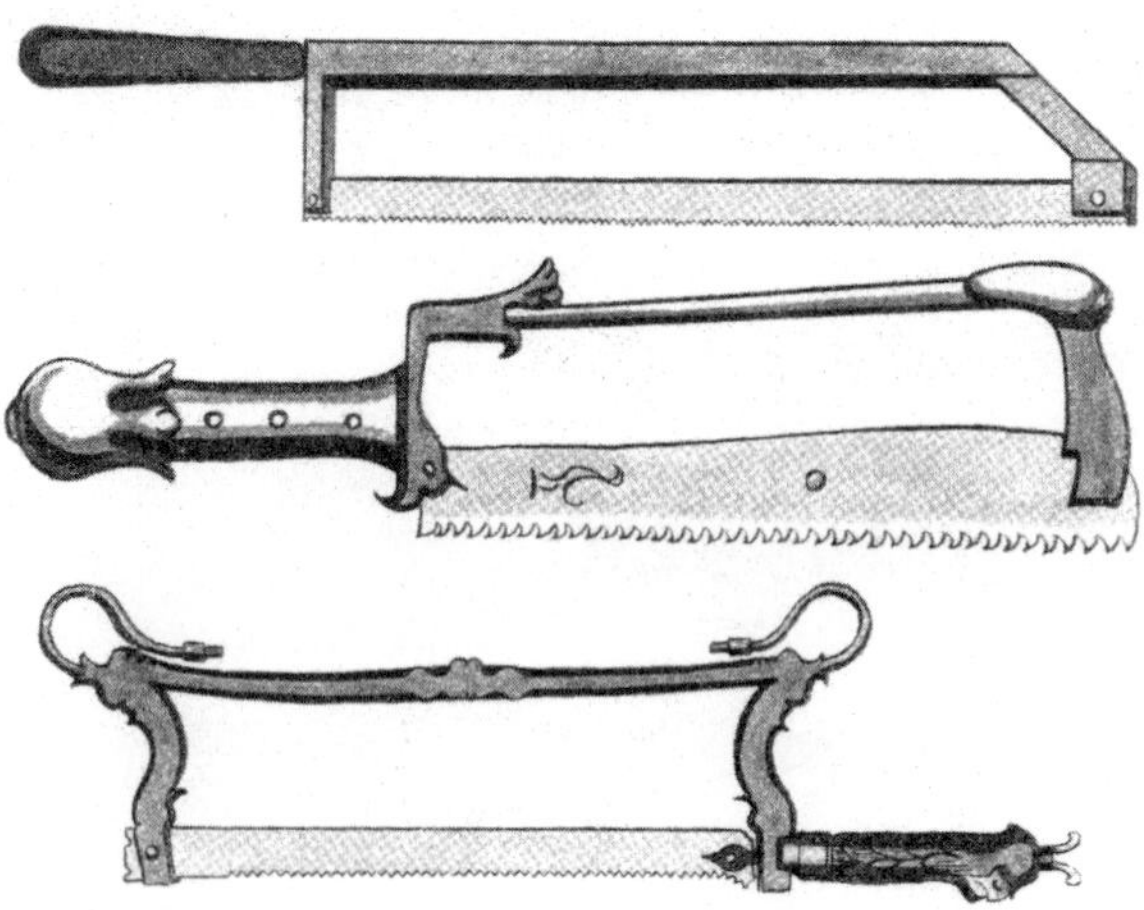


図12　手術用ノコギリ
1. ジョン・ライトソン（1350年）
2. ヴェサリウス（16世紀）
3. ゲルスドルフ（16世紀）

てある。彼のノコギリは着脱できる刃がネジとフックで枠に固定され、その枠は幕営の壁や柱に掛けられるようになっていた。

一五四一年から一五四五年にかけて、ストラスブールの外科医ワルター・ヘルマン・リフは、ストラスブールとフランクフルトで多くの外科書と産科書を出版した。彼のノコギリは枠に装飾が施され、使用時にネジを締める型としては最初に描かれたものである（図13）。

一五五〇年頃にヴェサリウスが描いた器械にあるノコギリは、ほかのものより硬く、着脱可能な刃の鋸歯は目が粗かった（図12の2）。

一七世紀の半ばにスクルテトスが描いた重いノコギリは、柄に通した刃をつまみネジで締め、ゆるんだ刃を引き締めた（図14の

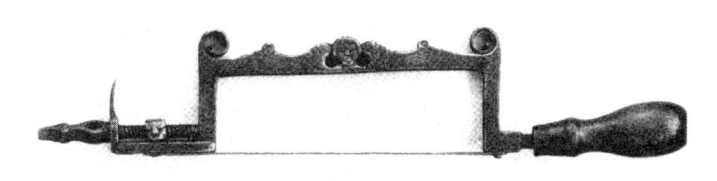

図13　リフの手術用ノコギリ（16世紀）

1）。ペレが一七七九年に描いたノコギリはこの考えを採用している（図14の2）。また、シャープが描いたノコギリは幅広の刃につまみネジがあり、柄を合わせた長さは全部で一七インチと説明されている。柄には指を通す穴が開いていた。

一八世紀にはノコギリの様式に多くの発明があり、新しい形のノコギリが考案された。そのひとつが安全ノコギリで、骨を切るとき軟部組織を傷つけないようになっていた。それは刃渡り七インチの平たい金属棒で、鞘に納められていた。鞘は二分されて弓状のクリップでつながり、刃先が完全には隠れないようになっていた。その実物は王立外科医師会の博物館でみることができるが、この巧みな器械を誰が発明したのかは不明である（図15の1）。

続いてエディンバラのチャールズ・グリフィスが輪状切断術用にコイルバネで作動するノコギリを開発した。この器械は大きな鋸歯の円盤ノコがバネのついた歯車で動くようになっていた。カギでバネを巻くと、バネについた歯車が大きな歯車に固定されたバネ爪に当てられ、大きな歯車がノコギリの軸についた小さな歯車を動かす。頑丈な柄は丸く削った紫檀でできていて、指を保護する鋼がついており、器械全体が重いので、取り扱いに技術が必要だったことは間違いない。これはほかの円盤ノコの開発をうながしたが、そ

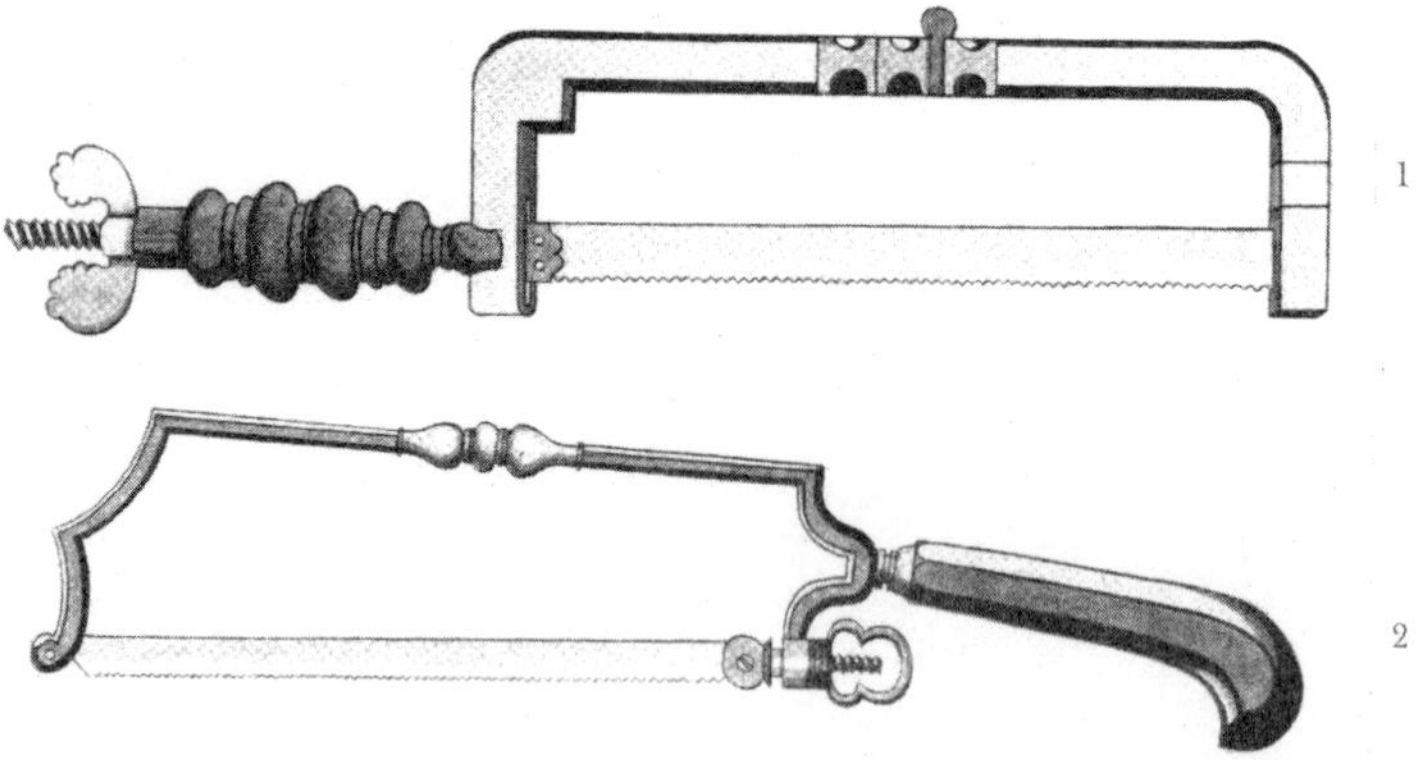


図14　手術用ノコギリ
1. スクルテトス（17世紀）
2. ペレ（18世紀）

の仕組みはもっと複雑だったので、これらが普及しなかったことは不思議ではない。

一七四〇年、ラ・フェイは刃が着脱できる小さな弓ノコを開発した（図15の2）。その刃は枠の端についているネジで締めることができ、ベンジャミン・ベルが［一七八〇年に］考案した掌蹠《しょうせき》ノコ（図16）の原型とみなすことができる。

一八世紀半ば、[2]ノコギリの形に変化が起き、弓ノコや弦掛ノコは胴付ノコに取って代わられた。一九世紀になると、切断ノコギリといえば、大工道具のように、刃背が真っ直ぐで幅広の刃の器械を意味するようになった。アサリーニはその利点を述べ、パーシヴァル・ポットが愛用し、後にはファーガソンとリスターも愛用した。一七九八年にサヴィニーがこの型を描き、「それが今広く用いられ、旧式の弓ノコや弦掛ノコとはその単純な構造と使いやすさが異なり、有名な外科医が愛用し続けたので『ポット型』と呼ばれてい

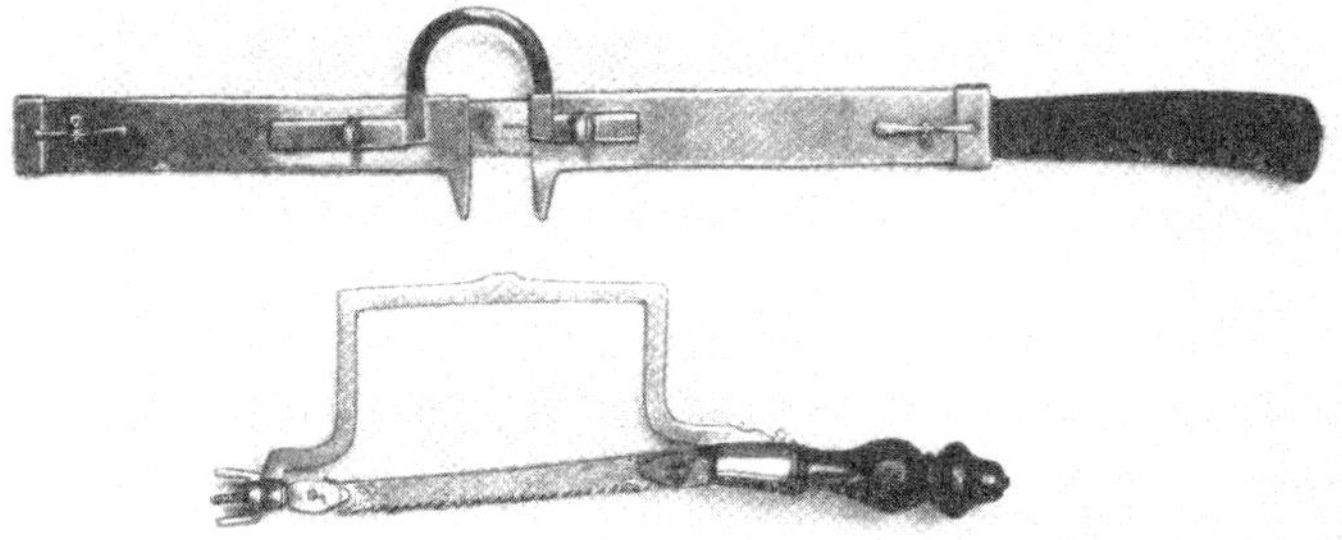

1

2

図15　1. 軟部組織を傷つけずに骨を切断する安全ノコギリ（18世紀）
　　　2. ラ・フェイの弓ノコ（1740年頃）

る」と述べている。

しかし、弓ノコが完全に駆逐されたわけではなかった。というのは、一八五一年にリチャード・G・H・ブッチャーが改良型を開発し、利点が多いと主張したからである。膝下の切断術を説明した後、彼の名が冠されたノコギリについて彼は次のように述べている（図17の1）。

私がこの手術に用いているノコギリは、今はじめて強く勧めるが、指物師《さしものし》が繊細な彫刻を切り出すときに用いる弓ノコの改良型である。縦柱は、長さ六インチ、幅半インチ、厚さ二リーニュである。柄から遠い柱は、可動性で横《おう》桿《かん》に接続している。刃の幅は三リーニュ（四分の一インチ）で、鋸歯は[3]アサリがあり前方に傾斜している。刃渡りは六インチで、固定部分を含めると八インチ半になる。中央の横桿は幅半インチで厚さ二リーニュだが、上方の横桿は断面が丸く、[4]端にネジがついている。

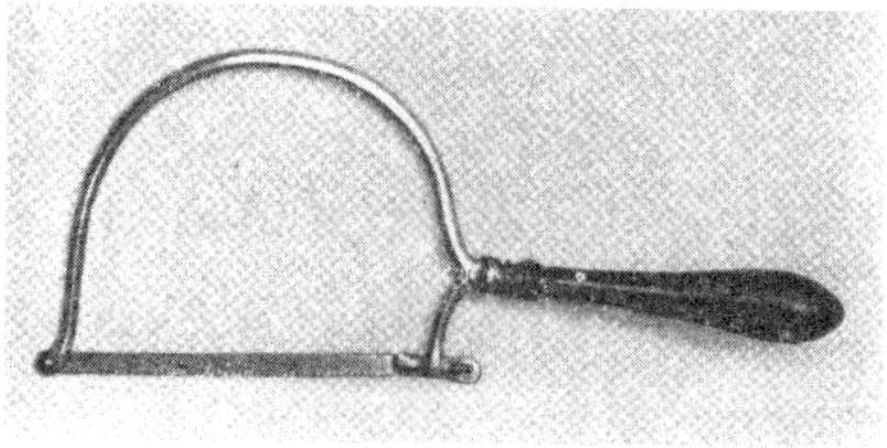

図 16　ベンジャミン・ベルの掌蹠ノコ（1780 年）
［手掌や足蹠を切断するための小さな弓ノコ］

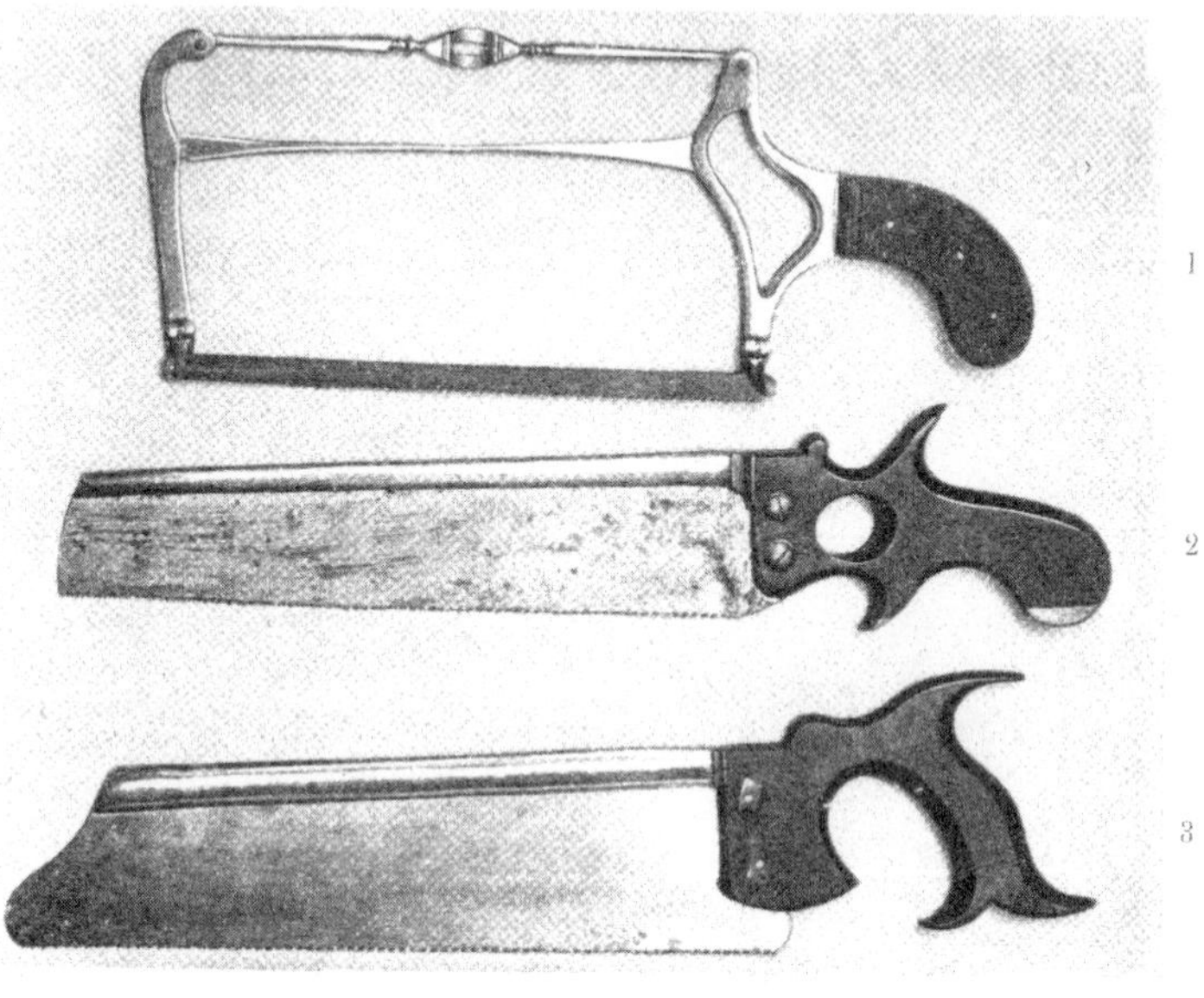


図 17　1. ブッチャーのノコギリ
2. ワーテルロー会戦で軍医が用いた胴付ノコ（19 世紀）
3. ファーガソンとリスターが用いた胴付ノコ（19 世紀）

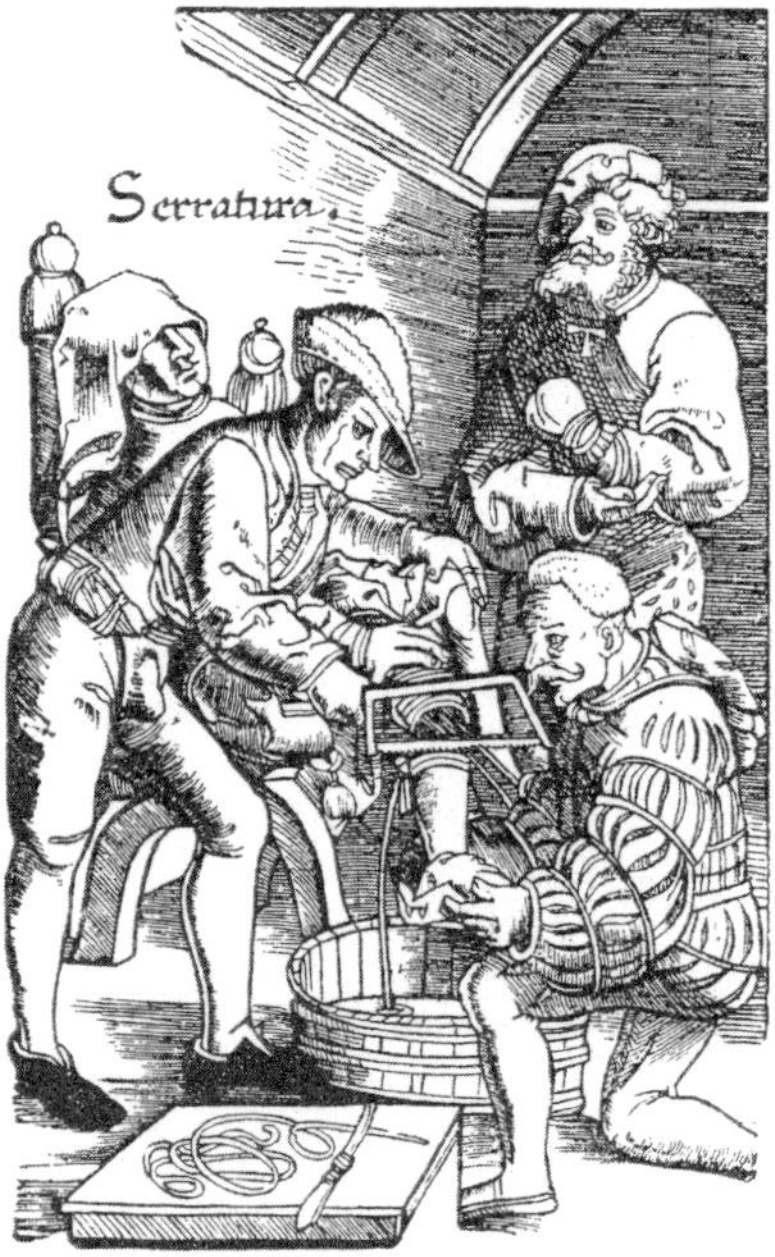


**図18**　切断術の様子（1528年の木版画）

［後方の人物は左腕の切断端をウシの膀胱で包んでいる。手前のナイフは真っ直ぐ。出典はゲルスドルフ］

ブッチャーはこのノコギリには二つの利点があると主張した。すなわち、曲線に切ることが容易で、細身なので簡単に肉弁の下に入れることができ、肉弁を傷めたり、牽引鉤《こう》に引っかかったりすることもない。

サー・ウィリアム・ファーガソンが理想としたノコギリは、刃渡り約九インチ、幅二インチ半だった（図17の3）。彼が愛用した柄は、指物師のものと形が似ていた。手掌に入る大きさで、三本の指でしっかり握ることができ、柄の上縁と平行に置いた示指と拇指で固定された。彼は「刃は丈夫で、ふつうの力でたわまないようなものにすべきである。刃には十分なアサリがあるので、刃が簡単に動かせるような幅の溝ができる」と述べている。

ワーテルローの戦場で実際に用いられた軍用の切断ノコギリを図に示す（図17の2）。

一八七〇年にヴァイスは［一定間隔で歯の間に］細い隙間を開けたノコギリを開発し、刃が動かなくなることがないと述べた。しかし、これは普及せず、翌年に少し改変された。二〇世紀には小さなノコギリがいくつか考案され、アダムスとアナベルが考案したノコギリやヒースが勧めた幅広のノコギリなどがある。しかし、切断術に用いられるノコギリに根本的な変化はなく、ノコギリの形は古代に用いられた道具によく似ている。

一五二八年の木版画に当時の切断術の様子が描かれている（図18）。図中のノコギリはライトソンが用いたもの（図12の1）に形が似ている。

（1）**（原注）** ケルスス著『医学論』第7巻第33章。
（2）**ノコギリの形に変化 a change in the form of the saw** 英米で弓ノコより胴付ノコが普及したのは、一八世紀半ばにるつぼ鋼が開発され、薄くて幅広の均質なノコギリがつくれるようになったからである。
（3）**アサリ** set off（criss-cross）serration ノコギリの歯の先が交互に外側に曲がっていることをいう。アサリのないノコギリを挽くと、刀身が木に食い込み、摩擦で動かなくなる。アサリは古代ローマで発明された。
（4）**端にネジ a screw at one end** 上横桿の中央にあるツマミを回すと、ネジによって上横桿が縮まり、刀身が緊張する。一九世紀末のドイツでは、この弓ノコが普及し、胴付ノコはほとんど用いられなかった。

# 第4章　穿頭器

穿頭術はきわめて古い手術で、先史時代の原始人が行っていた証拠が豊富にある。遠い昔に頭蓋骨に孔がえぐり開けられた理由は、頭痛やてんかんを治すためだったり、病魔や悪霊を追い出すためだったと思われる（図19）。

穿頭術は今でもニューイングランド島とニューアイルランド島の未開部族および北アフリカの一部で行われ、かつてはオーストラリアのブッシュマンもふつうに行っていた。この手術は火打石や黒曜石の鋭利な破片でいろいろな大きさの孔を頭蓋骨にえぐり開けるもので、手術後は創床部にバナナの線維を当てて創傷を被った。

西半球では、ペルーの古代インカの人々が手際のよい穿頭術を行っていた。ペルーで発掘された古い頭蓋骨の五％から六％に穿頭術が行われていたが、それは外傷の影響を緩和するためや病気を治すためだけではなく、身につける護符を得るためだったり、悪霊を追い出して善霊を迎え入れるためでもあった。インカ人は四角い孔を好んだが、今でも昔とまったく同じ方法の手術が行われている[1]（図20）。外科医は座り、横たわった患者の頭を膝の間にしっかり固定する。頭皮に切開を入

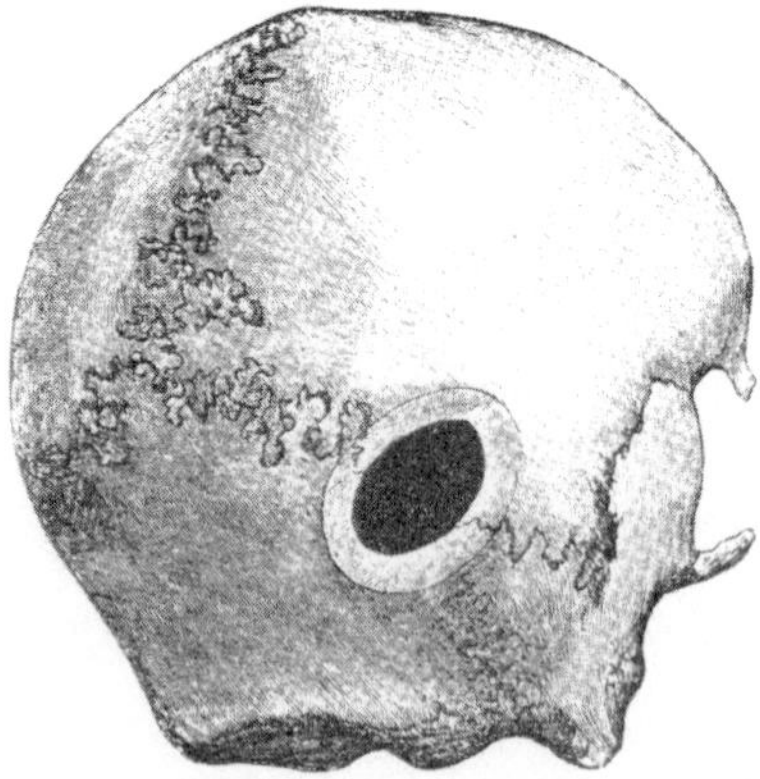

図19　原始的な穿頭術を受けた新石器時代の頭蓋骨
（ジョセフ・ド・バイの論文から）

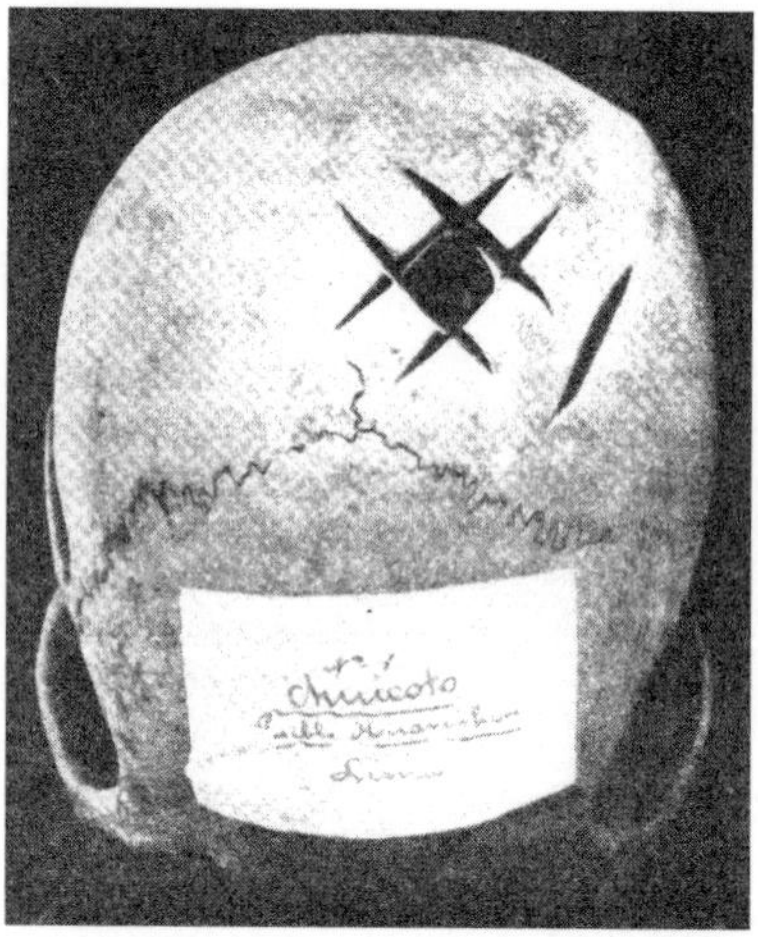

図20　穿頭術を受けた古代ペルーの頭蓋骨（マギーの論文から）

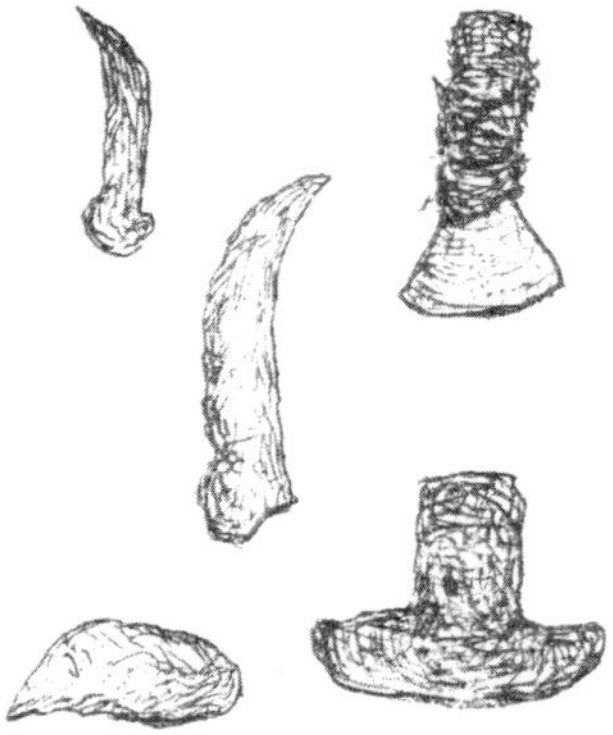

**図21**　古代インカ人が穿頭術に用いた石器と銅器

れ、約一インチ四方の骨片を頭蓋骨から切り出す。使う器械は火打石の鋭利な破片か縁が鋸歯状の硬い銅で、その縁で頭蓋骨を前後にこする（図21）。頭蓋骨を急に突き抜けたりしないように、刃先より少しずつ厚くなっている器械を用いる。四つの溝を互いに直角に交差するように削り、溝が十分に深くなったら、四角い骨片をこじり取る。あとの孔は貝殻などで被われた例もあったが、ちょうどよい大きさの鉛で孔が埋められた例もあった。

ペルー以外でみつかる古い頭蓋骨の穴は丸いものが多いが、それは小さな孔を開けて円形に並べたり、取り出す予定の形に溝を丸く掘り、円形の骨片を取り出したからである。あるいは、火打石などの破片で骨を削っただけのこともある。

西洋文明でも穿頭術は行われ、ヒポクラテスの時代にもケルススやガレノスらの時代にもふつうに行われていた。古代ギリシアの外科医は、**舞キリやド**

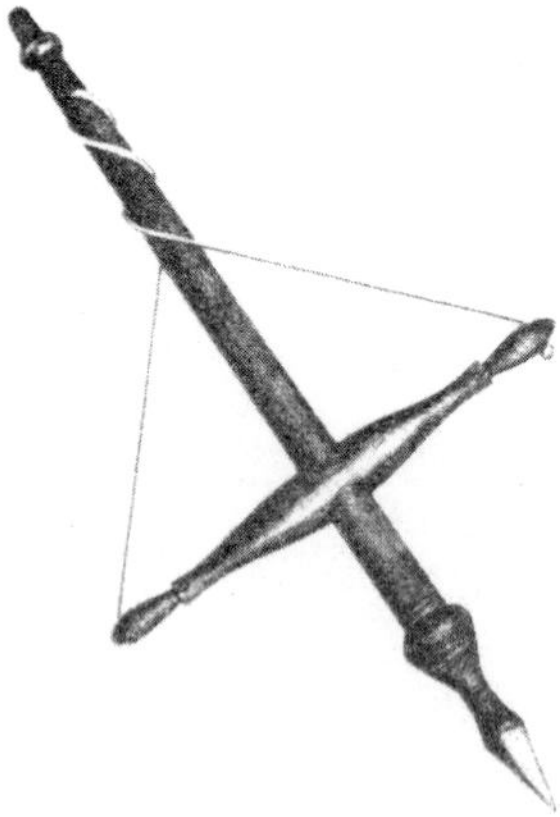

**図22**　古代ギリシアの外科医が用いた舞キリ

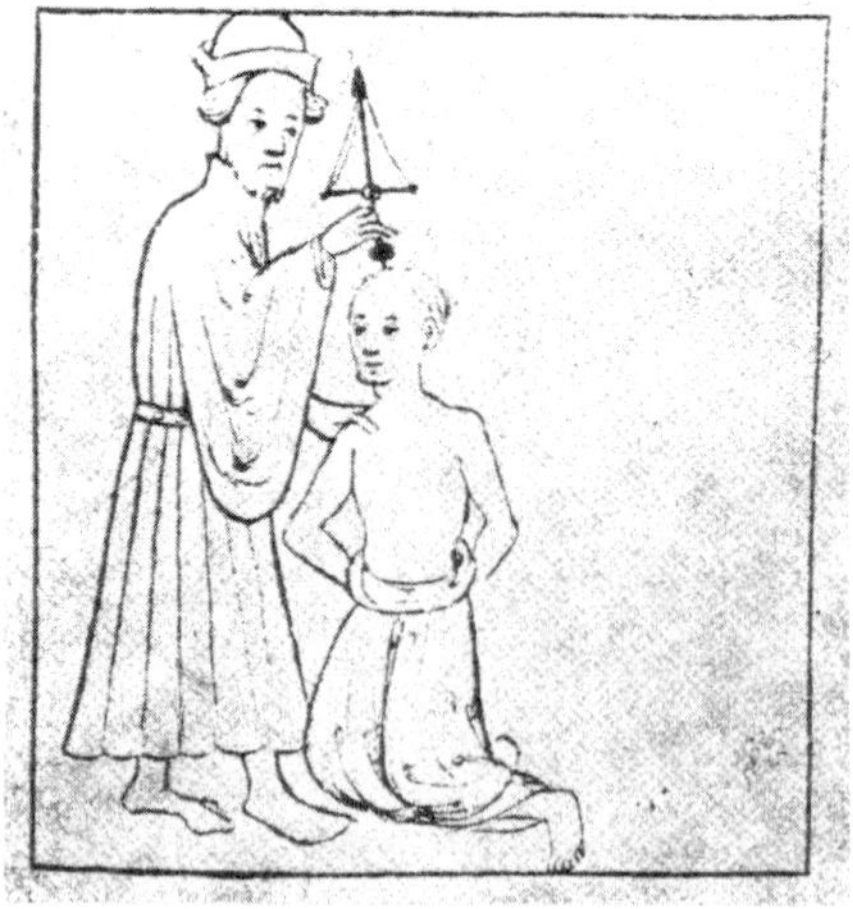

**図23**　穿頭術の様子。オックスフォードの写本から

リルなどの器械を軸棒と横桿につけた革紐で回して孔を開け、陥没した骨のまわりに孔を円形に並べた（図22）。同じ用途の弓キリもときどき用いられ、弓弦を使って舞キリのように回して孔を開けた。これらで開けた孔と孔との間はメスやレン[2]ティキュラを用いてつなげ、丸い骨片を取り出した。また、ほかにも「管鋸」や「冠鋸」という手もみの器械［モディオルス］を用いたが、これは底辺が鋸歯になった金属の円錐と中心ピンからなっている。柄は長さ数インチの円柱で、両手の掌の間で転がしてもむように動かす。これが近代のトレフィン[3]の原型だろう（図23）。

西暦一世紀の古代ローマの外科医が用いた器械と手術についてケルススが説明している。彼によれば、穿頭器[4]は「縁が鋸歯状の丸い中空の器械で、中心ピンも内側の環で囲まれている」という。また、**舞キリ**には「二種類あり、ひとつは大工が

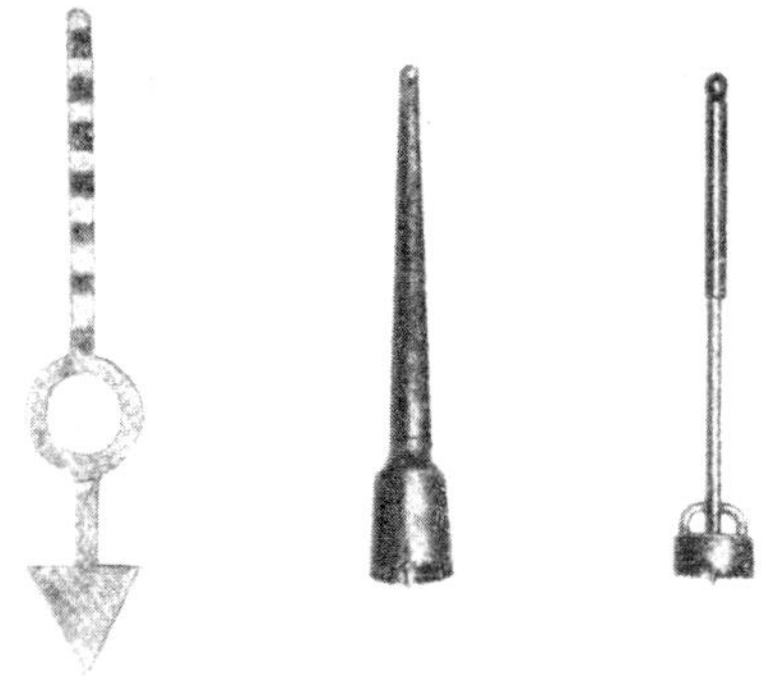


**図24**　1. アルブカシスが紹介したアラビアの外科医が用いた先端が槍状のインキソリア
2. ケルススのいうモディオルス［小さな計量壺を意味するラテン語］
3. 1350年にライトソンが描いたモディオルスに似た穿頭器

使うものに似ており、もうひとつは先端が鋭く、幅が突然広がり、再び徐々に細くなっている。しかし、小さな病変なら囲み込めるので、穿頭器の**モディオルス**（図24の2）のほうが適している。病変がカリエスならば、器械の中心ピンを穴に押し込めばよい。黒化病変ならば、ノミの角で小さな凹みをつくって中心ピンを入れ、回しているときに穿頭器がすべらないように支える。穿頭器は舞キリのように革紐で回してもよい。押しつける力を調節し、丸い孔が開くようにする」。

ケルススは古代ローマの外科医が中心ピンの問題をどう解決したかを説明した。鋸歯が骨にかみ合うまで、中心ピンは必要だった。

穿頭器が骨にかみ合えば、中心ピンをはずしても本体だけで器械は安定する。

健康な骨に到達すれば、削りクズで分かるので、穿頭器を抜かなくてはならない。舞キリを用いても、どこまで穴を開ければよいか、削りクズから分かる。どの方法で丸く切り込もうと、骨病変はノミで平坦にし、外板を削って健康な骨だけにしなければならない。

さらにケルススは別の種類の**キリ**［に付属する脳膜保護器］について述べた。先端が少し反り返った頑丈な銅板からなる器械で、銅板の外面は磨かれていた。

磨いた面を脳に向け、ノミで取り除く骨の下にこの銅版をときどき入れる。ノミが銅板にぶつかったら、それ以上はノミを進めない。

オリーヴ油と酢に浸した羊毛を被覆材に用いる。時間の経過とともに、骨そのものから肉が生じ、手術でできた隙間が埋められる。

一二世紀には、アラビアの外科医が穿頭術を行った。アルブカシスによれば、彼らは尖った穿孔器と**インキソリア**と呼ばれる先端が槍状の器械を用い、いくつもの孔を丸く並べて骨片を取り出したという（図24の1）。一二世紀末にミラノのランフランクが本を著し、「頭蓋骨に穴を開ける穿頭器」について述べている。一三五〇年にジョン・ライトソンが描いた器械は、古代ローマの**モディオルス**にあらゆる点で似ているが、両手の掌の間で軸をもみ転がして用いた（図24の3）。一五世

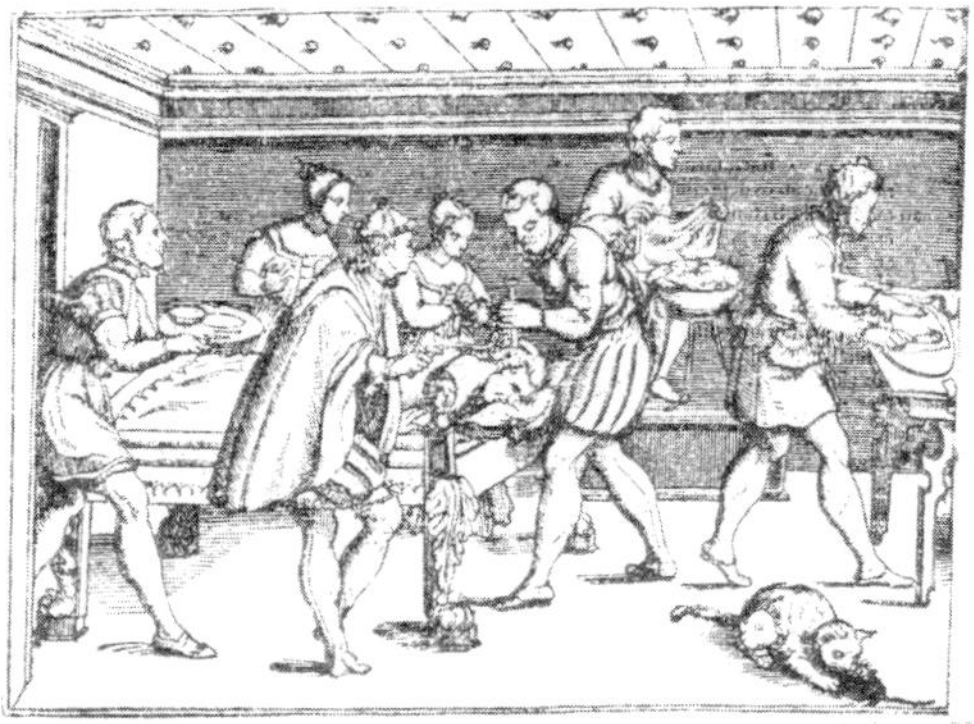

**図 25**　穿頭術の様子（アンドレア・デラ・クローチェ、1573 年）
［この図の術者が用いている穿頭器は手もみ型。ドリルストック型は図 106］

紀にジェローム・ブランズヴィクが「トレパネス」と呼んだ頭蓋骨に小さな孔を開ける器械は、先端が長いネジになった螺旋キリに似た器械である。

一五六〇年頃、アンドレア・デラ・クローチェはヴェニスで教師をはじめたが、彼の著書の図から当時は数種の穿頭器を用いた穿頭術がふつうに行われていたことが分かる。[5] 彼はドリルストックにネジで固定された冠鋸か穿孔器を用いた（図25）。

一六世紀の末に穿頭器に関する最初の変革が起こった。一五七五年にアントワープのマチア・ナルヴァチオが［コーヒーの豆挽き器のような］手回しの歯車で動く仕掛け器械を発明した。この歯車が接続する別の歯車を動かし、冠状ノコが骨に切り込んだ。しかし、この器械は不細工だったので、広まらなかったようである（図26）。

トレフィンという名前は三叉形に由来し、[6] ファブリキウス・アプ・アクアペンデンテが発明したとい

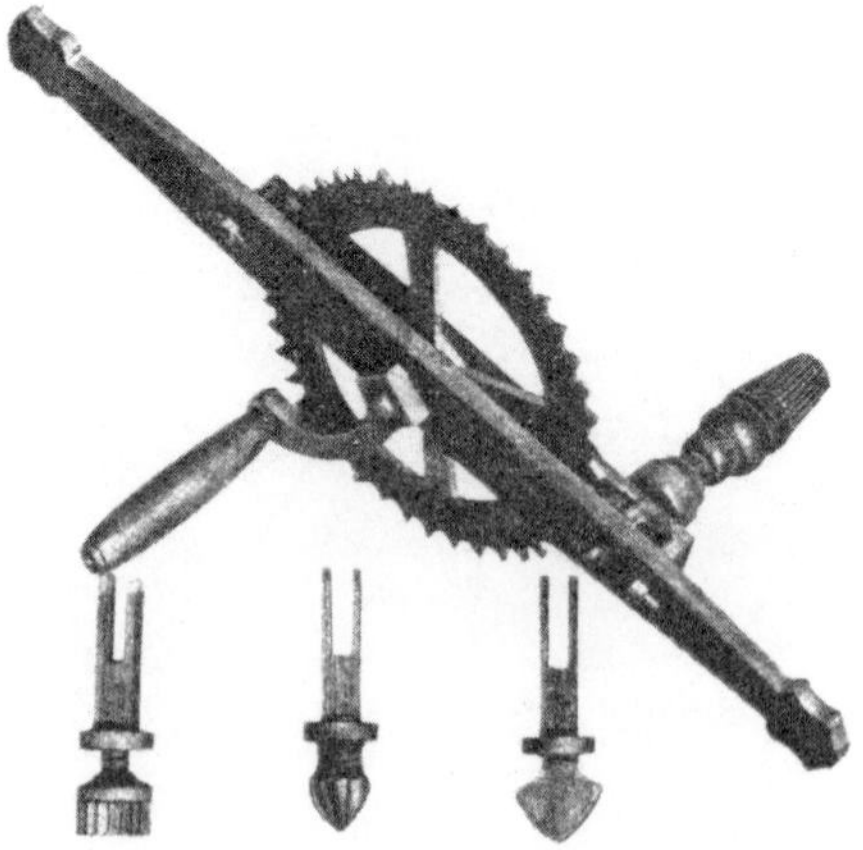

図 26　1575 年にマチア・ナルヴァチオが開発した仕掛け穿頭器

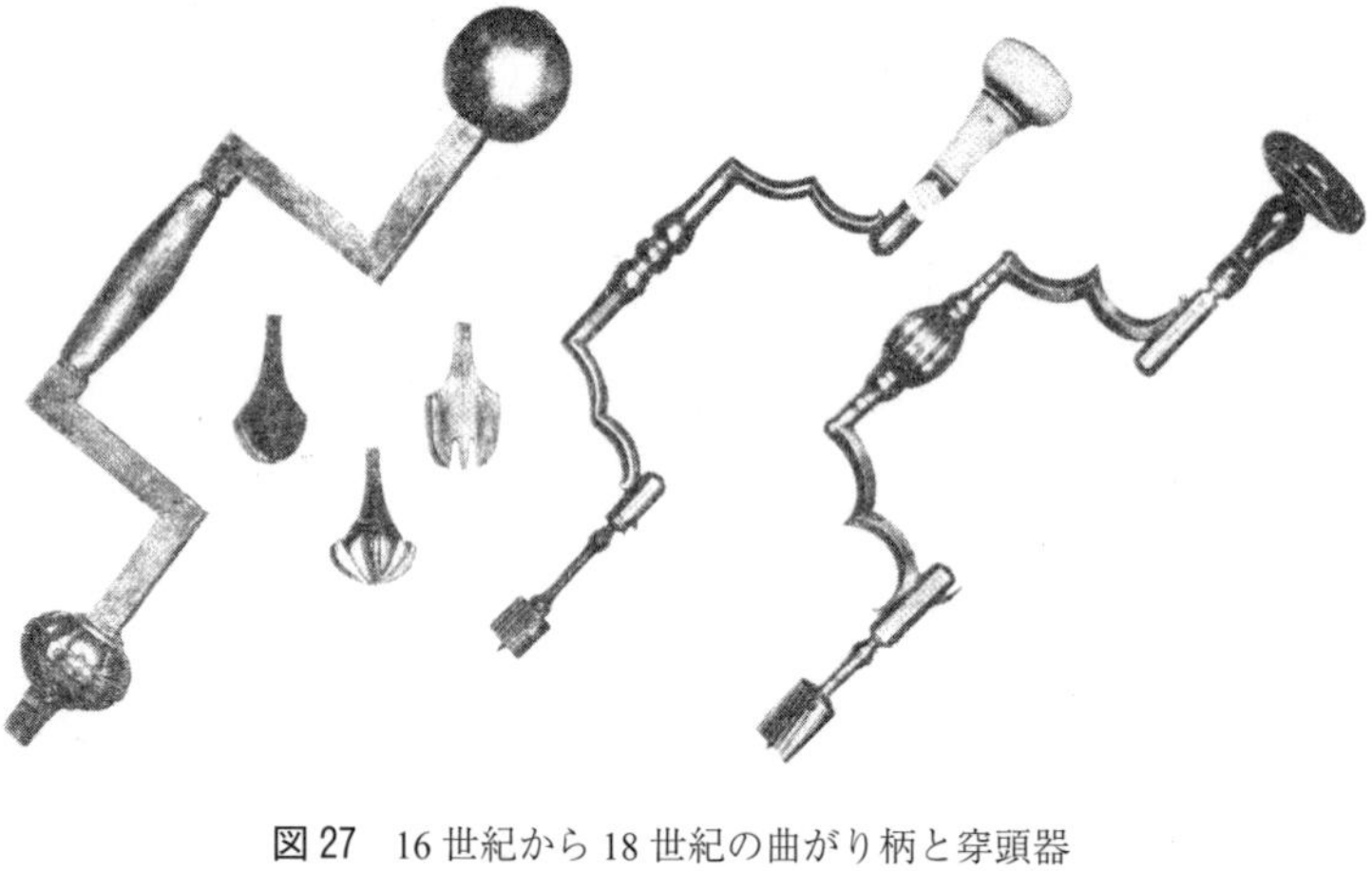

図 27　16 世紀から 18 世紀の曲がり柄と穿頭器
［左端は枠柄またはドリルストック］

われている。この器械についてサヴィニーは「トレフィンという名前は、柄が水平についている器械が三叉形になっていることに由来する。穿頭器はこれと異なり、大工の舞キリと同じように先端または冠部を枠柄や曲がり柄につないで用いる」と述べている（図27）[7]。出っ張りつきの冠状ノコもファブリキウスの発明とされているが、この出っ張りは器械が脳膜に切り込むのを防ぐためのものである。

アンブロワーズ・パレは、よく戦場で手術したが、曲がり柄かドリルストックにネジで固定した冠状ノコを用いた。その先端の筒身は真っ直ぐで平坦だが、ファブリキウスが勧めたのと同じ出っ張りがついていた。また、彼の外科書には「穿頭器または冠状ノコは、その中心に鋸歯よりも突き出た尖ったクギがある」と書かれている。彼が描いたトレフィンは二世紀後にシャープが開発した器械と同じように金属の横柄《よこえ》がある（図28の2）。

一六三九年に聖バーソロミュー病院の外科医ジョン・ウッダールは『外科医の友』を著し、「トレフィンは私がつくった道具である」と述べた。彼より前にファブリキウスが述べていることを知らなかったのだろう。

スクルテトスの『外科医の宝庫』［英訳書は一六七四年］では穿頭器に「オス」と「メス」という言葉が使われているが、前者は中心ピンのあるもの、後者はないものを意味していた。彼は「メス型の穿頭器を用いる前に、オス型で頭蓋骨に溝をつけ、メス型が溝にかみ合うようにする。穿頭術を行うためには、外科医は同じ大きさの穿頭器が少なくとも三つ、ひとつはオス型、二つはメス

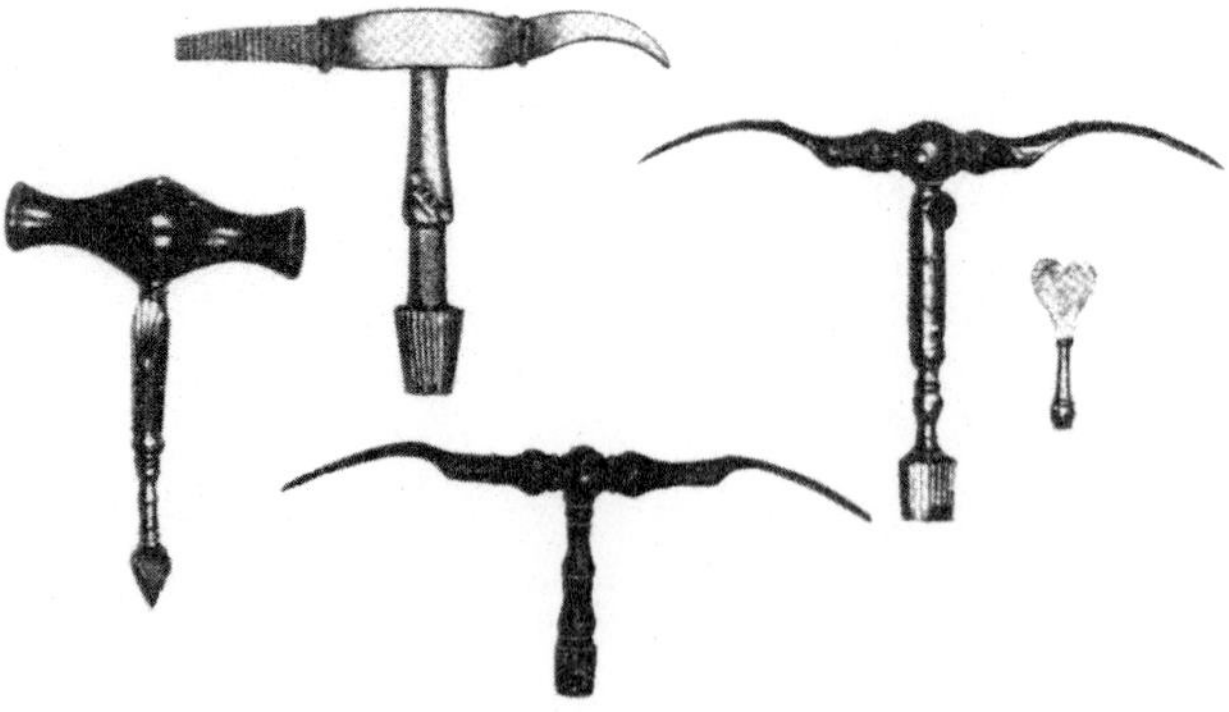


図28　1. ガランジョのキリ穿頭器と円錐穿頭器（1725年）［先端部は取り外して交換できる］
2. 1579年に用いられたトレフィン
3. プティが1779年に開発した穿孔器
4. シャープのトレフィンと中心ピン取り外し用のカギ（1739年）［中心ピンは冠状ノコの底部中央のネジ孔にねじ込む］

型の穿頭器が必要である。そうすれば、交互に交換することができる」と述べている。また、「レンティキュラという剥離子と挙上子または[8]起子を用いて骨片を起こす」と述べた。さらに「三種の穿頭器をひとつにした鉄の器械」のトレフィンと陥没した頭蓋骨を起子の代わりに起こす**トリプロイデス**という器械を描いている（図30）。

一八世紀にはトレフィンにいろいろ改変が加えられた。

一七二五年にガランジョ[9]がキリ穿頭器と円錐穿頭器をはじめて紹介した（図28の1）。

一七三九年にチェズルデンの教え子でガイ病院のサミュエル・シャープが開発したトレフィンは幅の広い鋼の柄が横について おり、その両端は荒仕上がりになっていて

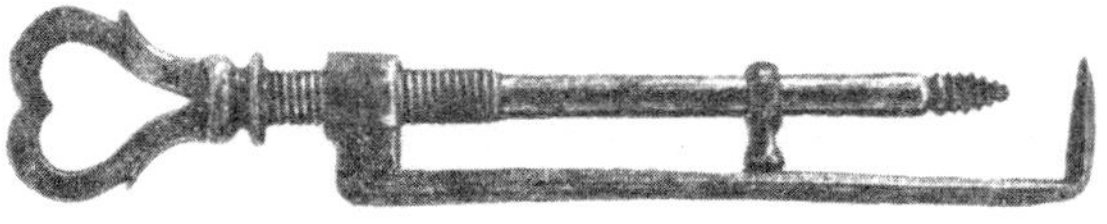

図29　陥没した骨を起こすのに用いられた18世紀初期の器械
（王立外科医師会の歴史コレクションから）

起子に用いられた。冠状ノコは円錐形ではなく円筒形で、彼は自分がはじめて円筒形を用いたと主張した。中心ピンはカギで取りはずせるようになっていた（図28の4）。

一七四三年にハイスターは、円錐形のノコギリについて「現在の冠状ノコの取りつけ方とは異なり、私のはねじ込み式である」と述べた。また、彼が開発した薄い穿頭器は柄とノコギリがひと続きの鋼からできていた。

一七七九年にプティが述べた穿孔器は、先端が鋼だが、刃先までなめらかで斜めになっていた。プティはシャープのものが短いので改良したと述べた。一七八二年にブランビラが描いたトレフィンは、シャープが開発したものに形がよく似ていた。

一八世紀末、一七九八年にサヴィニーは「最近わが国では曲がり柄型や舞キリ型の穿頭器はまったく使われていない」と述べている。当時用いられていた型のトレフィン（図31の2）について、彼は「円筒形のノコギリで、なめらかな筒身は柄に直接挿入される。隙間なく細かな歯のついた中心ピンは、筒身の溝に差し込まれ、ネジと座金で固定される。歯の配列は垂直で、術者にはきわめて有益だといえる」と述べた。

一八〇一年にベンジャミン・ベルが改良したトレフィンは、木の横桿の

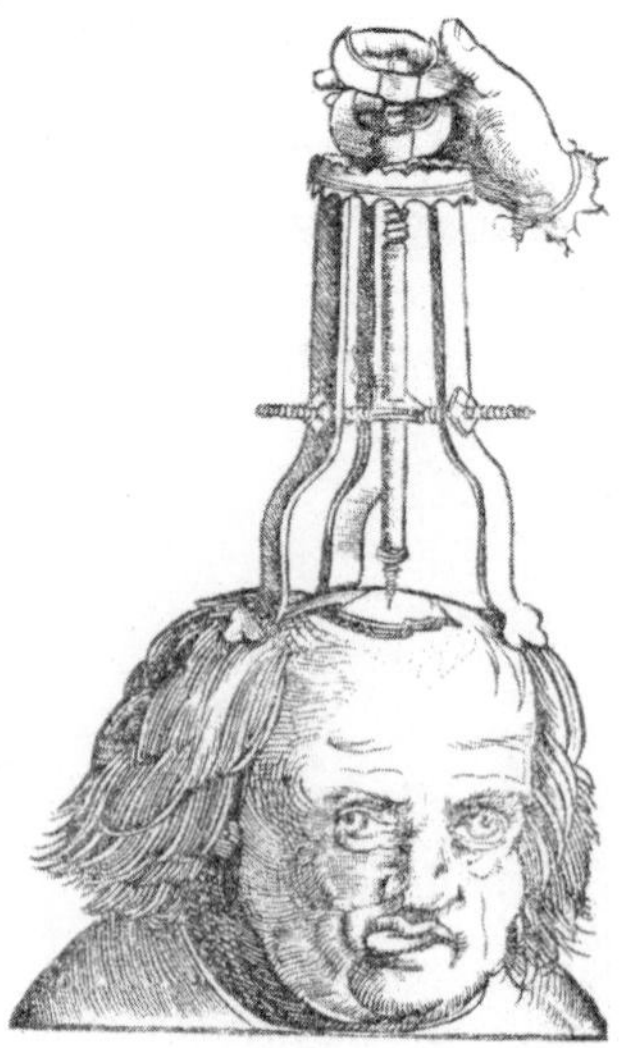

図30　トリプロイデス（1632年）
［出典はゲルスドルフ］

中央にバネ・グリップのついた鋼のカギ穴がねじ込まれ、カギ溝を端に切ったトレフィンがグリップにはまるようになっている。ノコギリそのものは円筒形のなめらかな胴身に真っ直ぐな長い鋸歯がついているが、ほかのものと異なり、鋸歯は九つずつ三つに分かれ、間にできた三つの隙間から骨の削りクズが出るようになっている。これは現代の器械にある「窓」の原型といえる。ノコギリの三角柱の差し込みは、[10] 真《しん》鍮《ちゅう》の筒胴の横の溝についているつまみネジと座金で固定される（図31の1）。

一八一七年にウイーンのルトルファーは中心ピンの軸を固定してピンを上げ下げするネジボタンの形に変えたが、彼のトレフィンの胴身はなめらかだった（図31の3）。

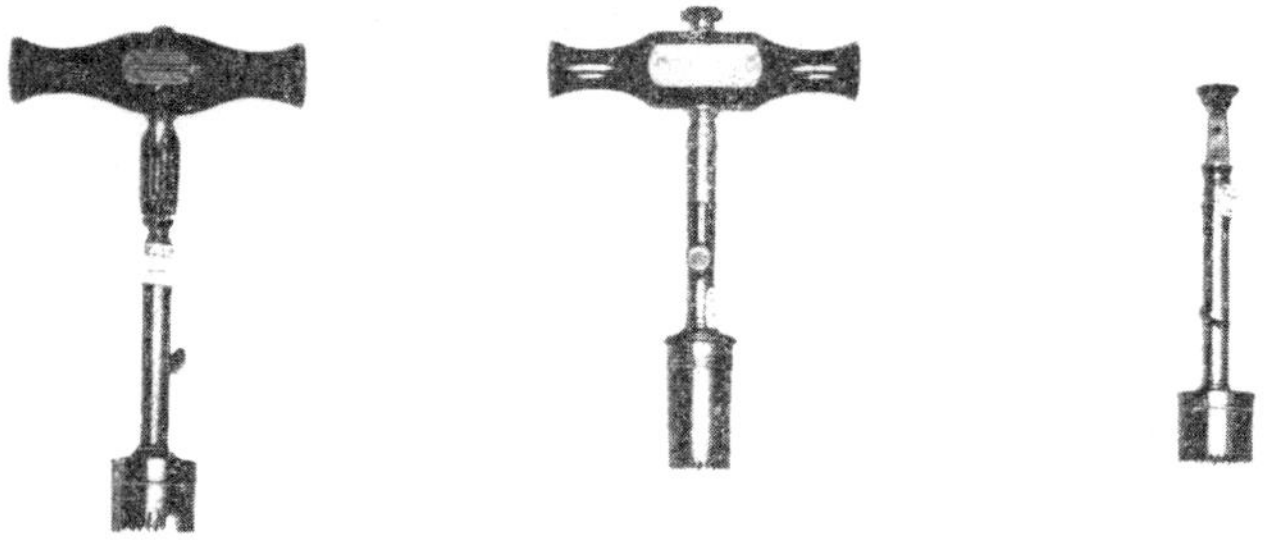

1 2 3

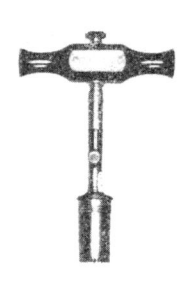

図31 1. ベンジャミン・ベルが1801年に開発したトレフィン
2. サヴィニーのトレフィン（1798年）
3. ルトルファーのトレフィン［1817年］。なめらかな筒胴と軸のネジボタン

一九世紀の半ば以降は、トレフィンの構造に変化はほとんどない。

一八五二年にヘンリー・リーは、壊死結節用のトレフィンを開発し、これを用いて脛骨の膿瘍の除去に成功した。後に、これはサー・ジェイムズ・バジェット、ブロディー、ファーガソンによって用いられた。

一九世紀の末には、古い器械が復活した。一八八九年、エヴァンズが手回し仕掛けやドリルストックの穿孔器やトレフィンを開発し、アルキメデスのネジに似た作用のある器械が器械メーカーのカタログに掲載された。マキューウェンの曲がり柄は昔の舞キリの翻案にすぎなかったし、ロジャースの「頭蓋骨スキ」は原始時代への復帰だった。[11]

少し後［一八九〇年］にウォルシャムが開発した西洋杖の柄のトレフィンは、後にサー・ヴィクター・ホースレーに愛用された。その後は、頭蓋骨に使う器械に大きな変化はみられない（図32、33）。

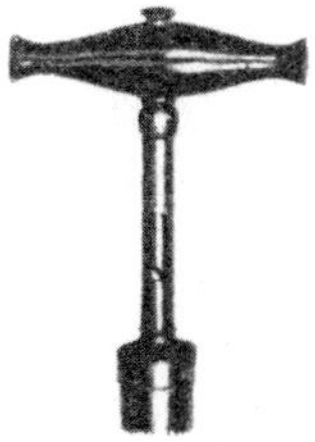

図32　リスターのトレフィン（1850年）

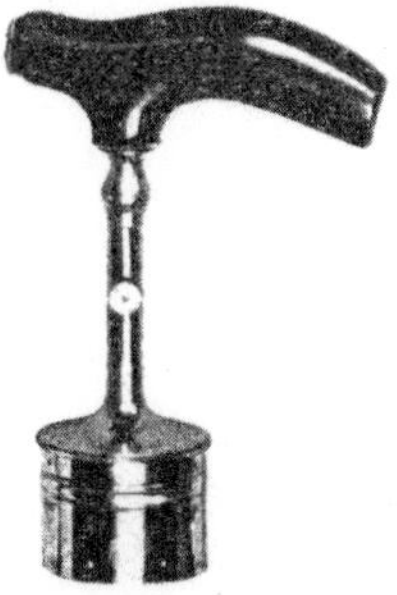

図33　杖の柄がついたウォルシャムのトレフィン（1890年）。サー・ヴィクター・ホースレーはこの型を愛用した

（1）**（原注）**　二〇世紀はじめにパレスチナのラキッシュで発掘された頭蓋骨は、古代インカ人と同じ方法で孔を開けられており、紀元前七〇〇年頃のものといわれている。

（2）**レンティキュラ lenticular**　先端にボタンのついたレンズ形の短い刃物で、陥没骨折の挙上や骨切りに用いられた。

（3）**トレフィン trephine**　今はT形の柄のついた冠状ノコのことだが、ウッダールはこの器械に三つの端があることを意味するフランス語 tres finis からトレフィンと名付けたと主張した。

（4）**穿頭器 trepan**　英語 trepan はキリという意味のギリシア語 trypanon に由来する。『医学論』第8巻第3章によると、ケルススがモディオルスと呼ぶ器械をギリシャ人は choineicis と呼んでいたという。

（5）**ドリルストック drill-stock**　クランク状の曲がり柄のこと。図27を参照。曲がり柄は一四世紀頃ヨーロッパで発明された。

（6）**（原注）**　ファブリキウス・アプ・アクアペンデンテ著『外科著作集』、フランクフルト、一六二八年。一七二四年のライデン版にファブリキウスの横柄つき穿頭器の図がある。

（7）**出っ張り shoulder**　管状器械の途中がふくらんでいるところ。管状器械が体内に深く入りすぎないようにするストッパー。

（8）**起子 elevator**　頭蓋骨折で陥没した骨などをテコの作用で整復するための器械。骨に付着した組織を持ちあげることにも用いられる。トレフィンのT形の柄は起子になっているものが多い（図28）。

（9）**キリ穿頭器と円錐穿頭器 trepan perforatif and trepan piramide**　まずキリ穿頭器で穴を開け、次に冠鋸の円錐穿頭器を用いた。

（10）**真鍮 brass**　銅と亜鉛の合金。古代の真鍮は銅と亜鉛の混合鉱石からつくられた。一六世紀になって純粋な亜鉛が抽出できるようになり、真鍮は一七世紀以降に広く用いられるようになった。

(11) **アルキメデスのネジ Archimedian screw**　管の中でラセン翼のついた棒を回して水をくみ上げる装置。これがネジ山を用いた最初の器械とされ、いわゆるネジ（ネジ山のあるクギ）は一五世紀頃ヨーロッパで発明されたといわれている。

# 第5章　膣の拡張器と検鏡

膣の拡張器と検鏡[1]の歴史は、紀元後まもなくからはじまり、産婦人科医にとってとくに興味深いものである。産科医が検査するとき、まず指を円錐状にそろえて膣に挿入し、指を開いて調べる。古代ローマ人が使っていた遺品に花弁状に開く器械があるが、その着想がこの産科医の手から生まれたことは間違いないだろう。

この推測は子宮頸部検査におけるケルススの指示によって証明される。彼によれば、[2]「術者は手に油脂を塗り、まず示指を入れて子宮口［への道］が広がるまで留め、次にほかの指を入れ、残りの指も同じようにして入れて全部の手が入るようにする」という。

後に、この器械は二つの形に発展した。すなわち弁状と管状で、これらは別々に考察したほうがよいだろう。

ヒポクラテスは膣拡張器にはとくに言及していないが、膣に使われる後代の弁状の器械と構造が似ている二種類の直腸拡張器について述べ、また子宮頸部の病変について述べているので、「子宮頸部の診察に」何か器械を使っていたことが推測される。「ヒポクラテス全集」の女性の病気に関する記述では、少しずつ長さが違う六つのマツ[3]の木片について述べている（図34の1）。これらは油を塗ってから膣の拡張に用いられた。

最古の拡張器として知られているのは、西暦七九年に崩壊したポンペイで発見されたもので、青銅でできている。ひとつには四つの弁、もうひとつには三つの弁があり、これらは異なる仕組みで動く。四弁の器械は枠形構造で（図34の2）、二本の棒が［くの字形の屈曲部で］蝶番《ちょうつがい》になっている。棒の肢柄《しへい》の部分は横桿でつながり、頭部は雄ヒツジの角のように彎曲して先端に上弁がついている。中央のネジ棒を回すと［横桿が引き下げられ］、下弁が下方に引っ張られて少し開き、上弁も開く。この器械は全長一三インチである。

三弁の器械は中央にネジ棒のある仕組み（図35）で、中世以降の器械の原型になった。三つの弁は三角柱で先端が丸まっている。そのうち左右の二弁は棒状の板に直角についている。板の下部は内側に曲がり、丸い蝶番で左右がつながっている。ネジ棒がこの蝶番の背部を貫き、その先端の上面には要の［第三の］弁がついている。この器械の特徴は板の下端に続く二つの平たい棒で、外側にふくらみ、左右の板には蝶番でつながっている。ネジを回すときはこの棒を開けばよいが、閉じてもこの棒は左右がネジの柄より上方で閉じるので邪魔にはならない。この構造により、この拡張器はしっかり握ることができる。

西暦九八年から一七七年に活躍した解剖医で産科医のソラヌスは、著書の婦人科書で膣鏡の使用法の説明にひとつの章を費やしている。検査するときの体位からはじまり、弁に油を塗ってから器

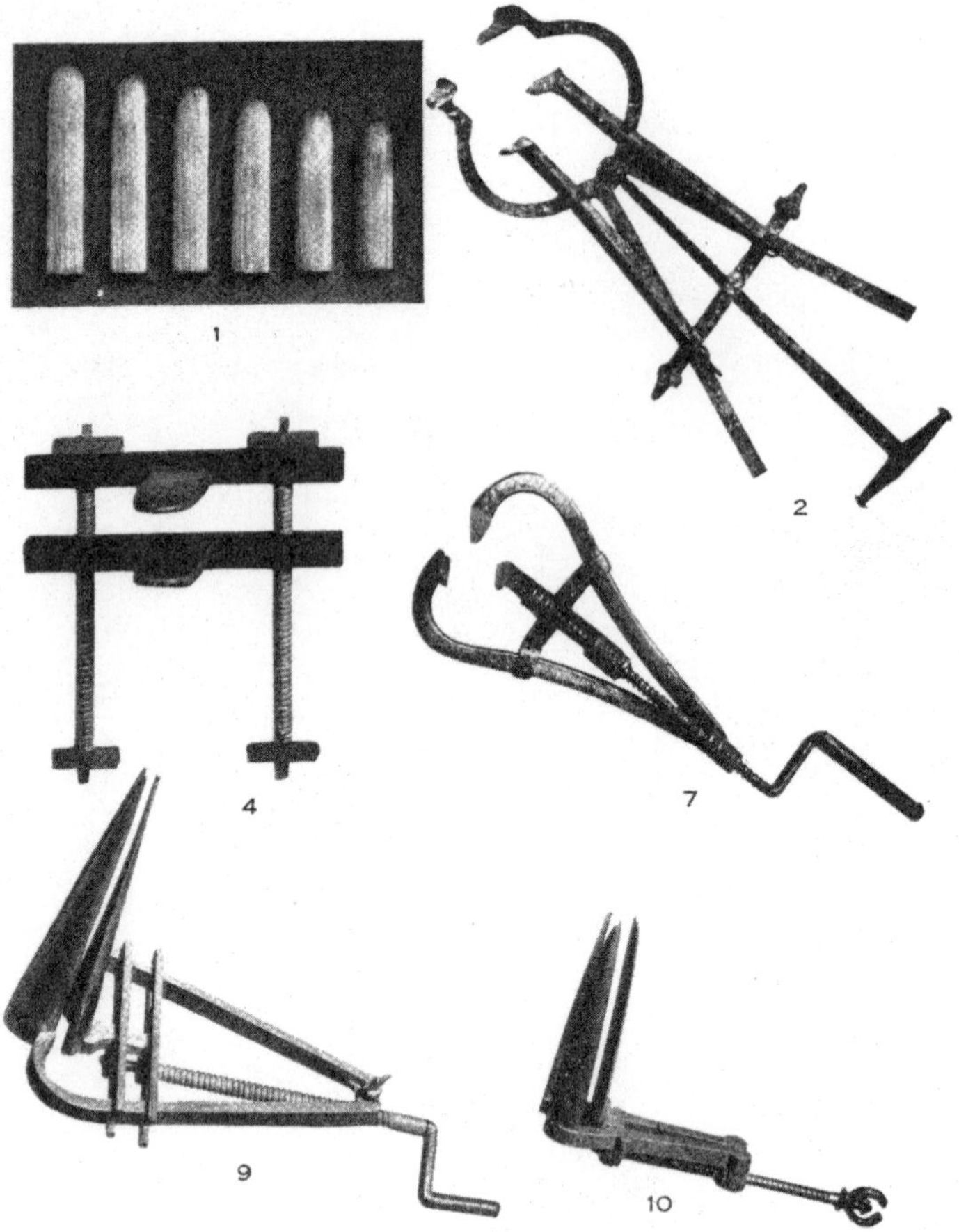


図34　1. ヒポクラテスの時代に膣の拡張に用いられた平板で、徐々に長くなるマツの木片
2. ポンペイで出土した青銅の四弁拡張器（西暦79年より以前）
4. ツゲか黒檀の膣拡張器、ボドレー図書館にあるアルブカシスの初期の写本（1271年）
7. 16世紀の膣拡張器
9. プルジャン・コレクションの膣拡張器
10. スクルテトスが描いた三弁検鏡（1672年）

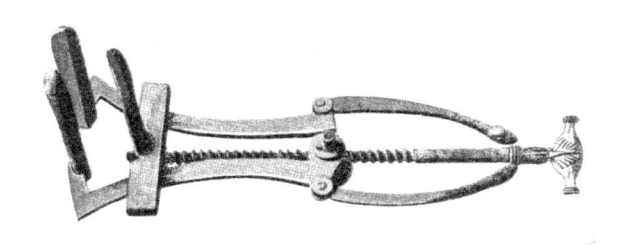

**図 35**　ポンペイで発見された青銅の三弁膣拡張器（西暦 79 年頃）［全長は 23 cm で、弁は最大 9 cm まで開くが、閉じると親指ほどの太さになる］

械をどのように挿入するか説明している。アエギナのパウロスによれば、（二〇〇年頃）アレクサンドリアのレオニダスが肛門の拡張は女性の膣のように拡張器を用いて行わなければならないと述べているという。

一〇世紀のアルブカシスの時代まで、以上のほかに膣鏡に関する記述は知られていない。

アルブカシスの外科書には、数種の膣鏡が記載され、図のあるものもある。ボドレー図書館の一二七一年から一四六五年までのアルブカシスの写本に記載されている膣鏡は三種類ある。初期の写本にある膣鏡は、ツゲか黒檀の二枚の板の両端にネジがついている(4)。「木片は幅二インチ、厚さ一インチで、長さは一スパン半である。木片の中央には長さ半スパンの別の木片がしっかり固定され、この木片を膣に入れてネジを回すと開く」（図34の4）。第二の膣鏡も黒檀かツゲでできていて、鉗子［ピンセット］の形をしており、曲がっている二つの先端が子宮に入れられ、長い弓状の柄がバネになっている（図36の右）。第三の膣鏡はネジ式膣鏡で、アルブカシスは「古代人が述べている」と説明した。この器

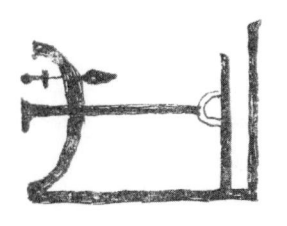

図36　アルブカシスが紹介した膣拡張器（1271年頃の写本）

械はアゴの部分が一本のバネで開閉するようになっていると思われる(5)（図36の左）。

一三六三年にギー・ド・ショリアックは、著書『大外科学』で新生児の分娩介助について述べ、「鏡と呼ばれるつまみネジのついた器械を挿入し、膣をできるだけ広げなさい」と外科医に指示したが、この器械の説明はない。

一五二六年に『軍陣外科書』を著したゲルスドルフは、一四七六年から一四七七年にシャルル突進公の戦争で軍医をつとめたが、**子宮検鏡**について「検鏡すなわち肛門や産道を開くもの」と説明した（**図37**）。また、「産科にも用いられる手術器械」とも述べている。

一六世紀半ば、**子宮検鏡**は関心を呼び、産婆が使用を勧めた（**図38**）。

一五五四年、チューリヒの産婆を監督していたリュフは、『ヒトの妊娠と発生』という本を著して**子宮検鏡**の図を描き、「胎児が子宮内にとどまり、死産になる」ときに用いると説明した。この器械を産婆がどう使うかを長々と説明し、そのひとつに**アペルトリウム**という開口器すなわち長い弁が交差する拡張器を紹介した。また、**子宮検鏡**すなわち「子宮の鏡」を紹介したが（**図39**）、この器械といっしょに鏡が用いられたことには証拠

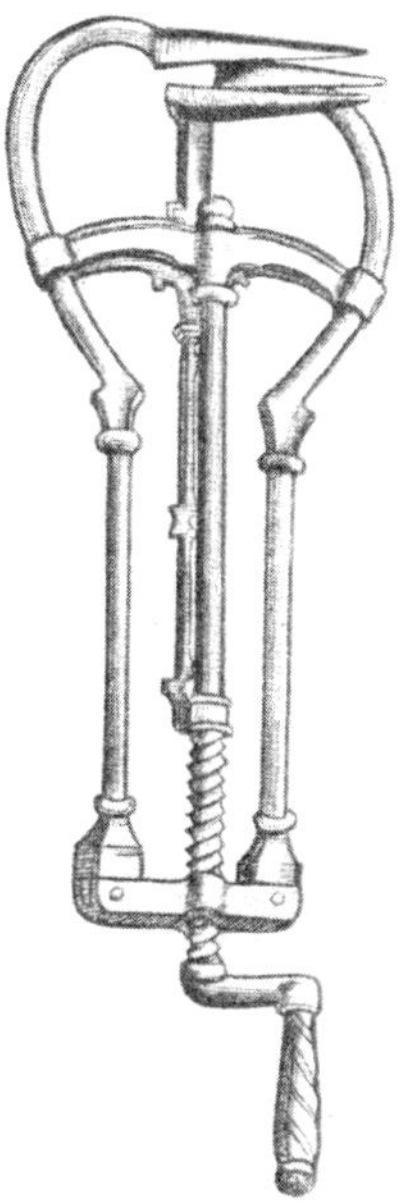

図37 ゲルスドルフの子宮検鏡（1526年）

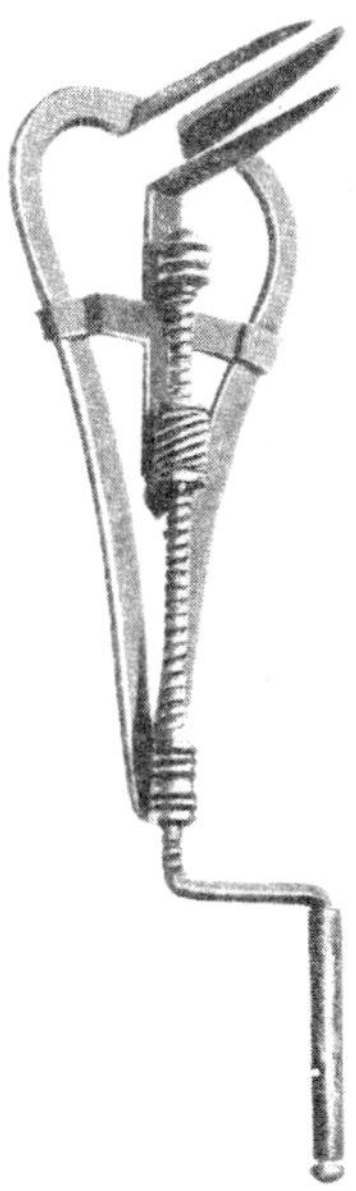

図38 16世紀の検鏡

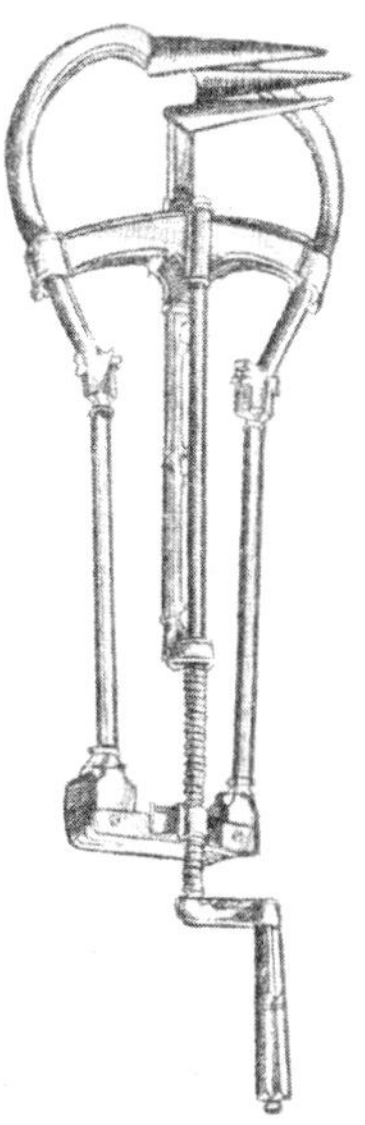

図39 リュフが紹介した子宮検鏡（1554年）

がある。

この**子宮検鏡**が子宮頸部ではなく膣の拡張器だったことは間違いなく、実際のところ現在は膣鏡とみなされている。また、おもしろいことに、ゲルスドルフの膣鏡もリュフの膣鏡も弁は三角柱ではなく内側が凹んでいる。

一六世紀末には膣拡張器に進歩がみられ、それは一五七九年のパレの著作に描かれた器械から分かる。ひとつは**ヴィエル**型［手回し型］というもので、曲がり柄でネジを回す仕組みだが、弁までのネジと棒は上板と下板に囲まれた箱の間に通されている。もうひとつの型は、リュフのものとほぼ同じで、雄ネジが水平棒を貫くが、水平棒についたベアリングは貫かない。このネジも曲がり柄で動かす。第三の型は、雄ネジが水平棒のベアリングを貫き、ベアリングは大きな金属ナットからなる。このネジは曲がり柄ではなくつまみで回す。

王立医師会のプルジャン器械コレクションに怖ろしい器械があり、その弁は先端が尖って長さが六インチ半もあり、中央のネジで動かす（図34の9）。

一七世紀前半にファブリキウス・アプ・アクアペンデンテが描いた三弁の拡張器は、弁についた左右の柄の間にあるネジで弁を開くようになっている。一六〇六年にファブリキウス・ヒルダヌスが同じような図を描いている。

スクルテトスの『外科医の宝庫』に別型の三弁検鏡があり、この器械は「死んだ胎児を切り出すときや子宮の潰瘍を観察するときに用いる」と説明されている（図34の10）。

一八世紀になると、膣の拡張器と検鏡には大きな変化が起こり、いろいろな型の管状の検鏡が愛用されるようになった。

管状検鏡は産科より婦人科でよく用いられるが、その歴史は弁状の検鏡と同じくらい古いと思われる。[6]［ユダヤ教の律法書の］『タルムード』に、子宮出血の検査法として綿球をつけた棒を管を通して膣に挿入する方法が説明されているからである。管にはタケの節間やヒョウタンの茎が用いられたようだ（図40の11）。

金属の管も早くから用いられ、西暦一六〇〇年頃のマー・サミュエルの記述がある。円筒形の検鏡

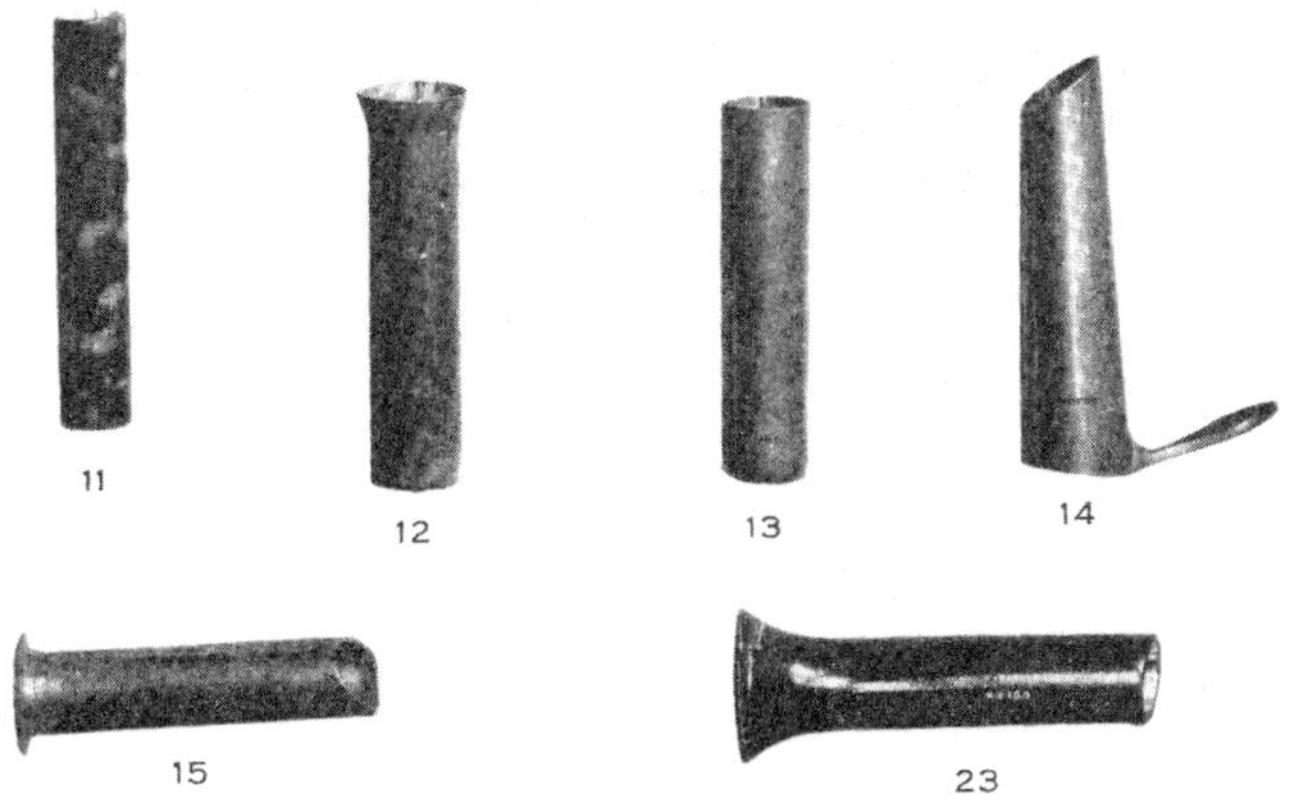


図40　管状の検鏡（説明は本文）

（図40の12、13）が弁状に分割されたこともあるが、管状の形は一九世紀まで変わらなかった。後代の管状検鏡を図に示す（図40の14、15）。

一八三〇年にデヴィッド・デイヴィスは四弁の器械を開発し、弁の間に粘膜が入り込まないように[7]栓子を考案した。まず木の栓子を用い、後にエボナイトの栓子を用いた（図41の18）。数年後にマジャンティとコロンバットが考案した検鏡は五弁か六弁で金属の口金があった。

一八三七年にイギリスの器用な外科医ボーモントは、古代の器械を復活させ、新型の検鏡を開発した。その後、ボーモントはカナダに渡ったが、ロンドンを立つ前に『ロンドン医学新聞』（一八三七年）に「新型の膣鏡」という論文を発表した。この論文の中で、これをつくったのは「膀胱膣瘻と直腸膣瘻の手術に役立てるため」だったと述べている。これは長さ三インチの五弁からなる弁状の鋼製器械で、弁はヒポクラテスの木片に似ている（図41の16［この図と異なり[8]ボーモントの原図は傘に似ている」）。直径一インチの金属の半球のまわり三分の二周に弁が固定され、柄が弁の間を通り、半球の中心にあるネジ穴にねじ込まれる。各弁の下端の穴に通したヒモを引いて弁をひとつにまとめて膣に挿入し、ヒモをゆるめると［傘が開くように］弁が開く。ネジを巻きもどして柄を半球からはずせば、弁の間にできた三分の一周の隙間から膣がよく観察できる。

その後の五〇年間、多くの新型が開発され、二弁の「カモノハシ」が流行した。そのうちリコードの検鏡は管状の部分に弁状の部分がつながっていた（図41の17）。

一八四二年にレカミエとセガラが推奨した管状の検鏡は、スリットで四弁に分かれているが、一弁だけが動いた（図41の20）。

二弁の検鏡については、一七五三年にハイスターが「膣や肛門を拡張する」器械について述べていた。［一九世紀に］リッツォーリ、シャリエール、クスコ、トレーラが開発したのは似たような器械だった（図41の19、21、22）。また、一七八二年にブランビラが描いた二弁の検鏡は、長い弁が中央にネジのある横棒で動き、柄に圧力を加えると開くようになっていた。

一九世紀のはじめに斬新といえる二つの新型膣鏡が開発された。ひとつは弁がガラスの膣鏡、もうひとつはパルフレー（またはブラックビー）の枠形弁からなる膣鏡で、後者は膣と子宮頸部がよく見えるようにと考案された。

その後、プラムとヴァイスは細長い尖った弁と栓子からなる三弁検鏡を復活させた。柄についたネジで作動し、膣鏡としても肛門鏡としても推奨された（図42の25－27）。

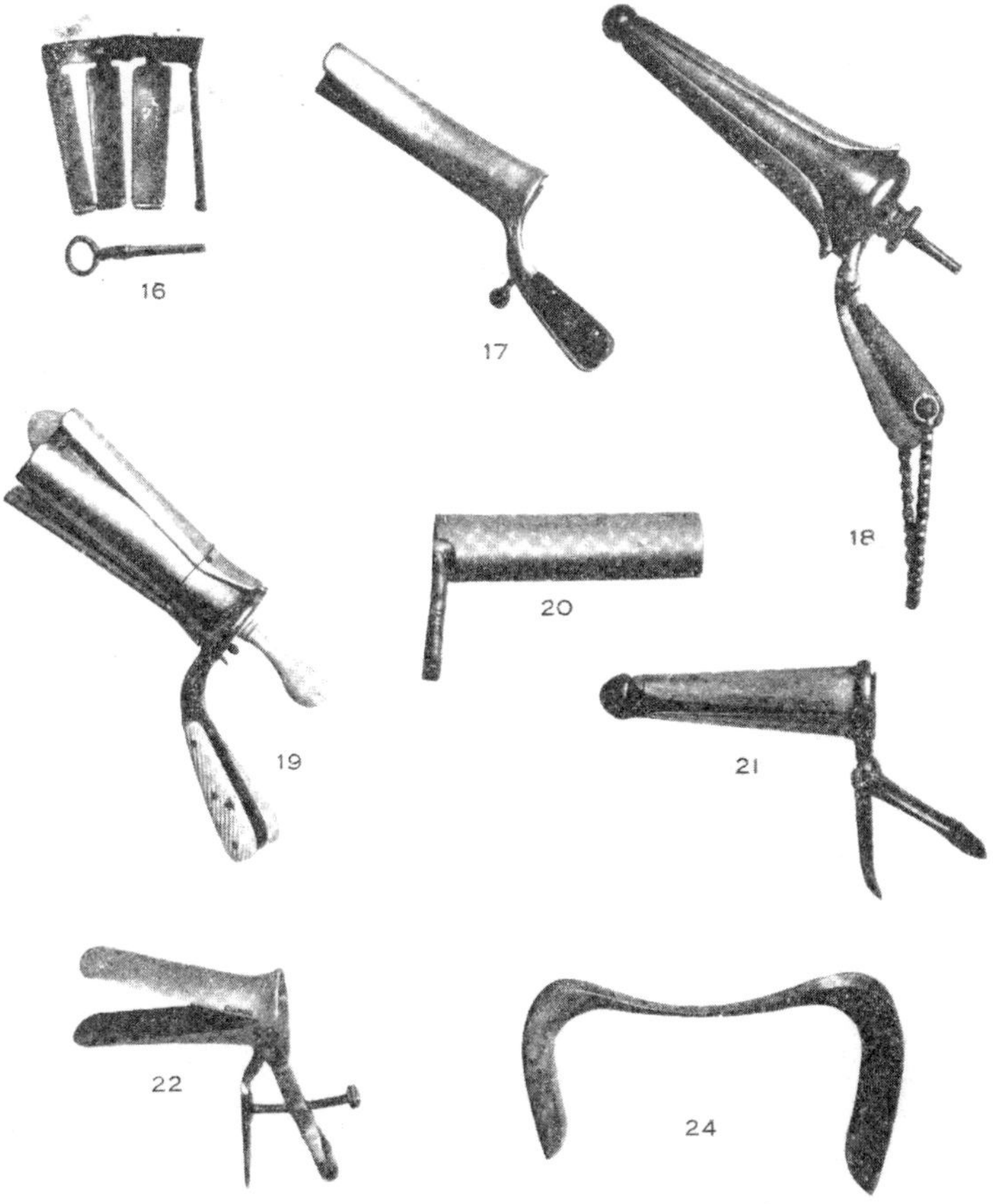


図41　各種検鏡
16. ボーモント（1837 年）
17. リコード
18. デヴィッド・デイヴィス（1830年）
19. シャリエール
20. レカミエとセガラ（1842 年）
21. リッツォーリ
22. クスコ
24. マリオン・シムズ

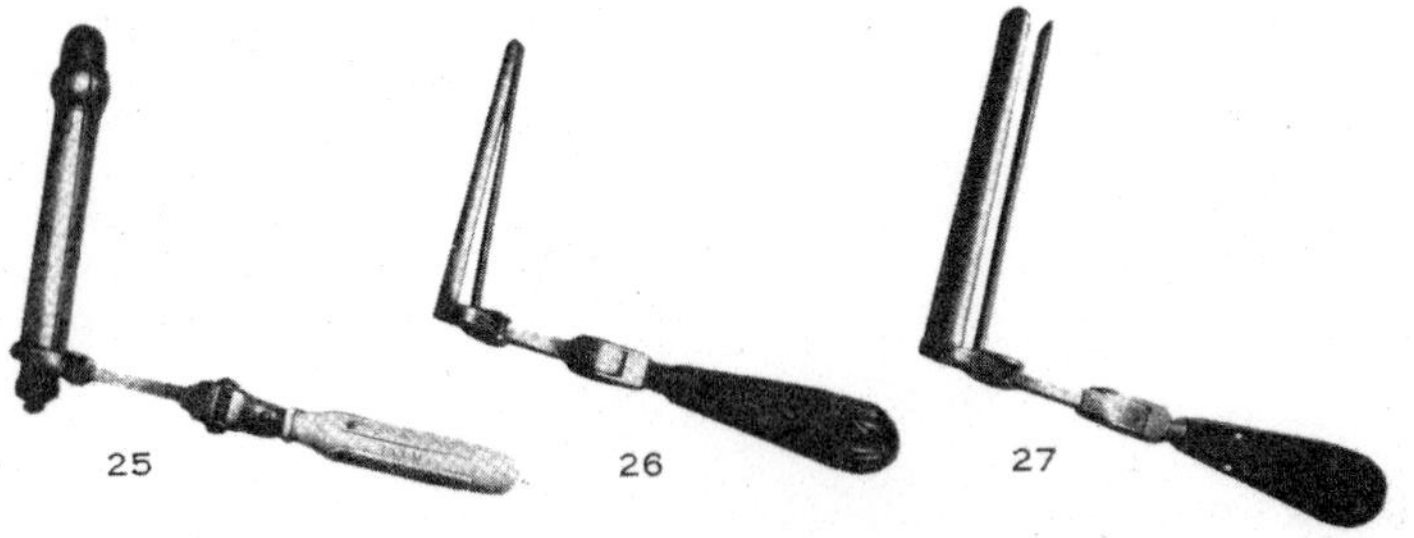


図42　19世紀の三弁膣拡張器
25.　プラム
26.　27.　ヴァイス

一八五五年頃にキングズ・カレッジの最初の産科教授ロバート・ファーガソンは、ガラスの直管状検鏡を使いはじめた。一八七〇年にサー・ウィリアム・ファーガソンはこれを「私が考案した検鏡」と述べ、この検鏡は現在も使われている。この器械は最初は金属だったが、後に内面が鏡になり、外面に弾性ゴムが何層も貼られた。ゴムが破れるのを防ぐため、ウォルシュは第一層のゴムの上にネット状の亜麻布をかぶせた（図40の23）。

内面が銀メッキの鏡になっている管状検鏡の起源はよく分からないが、ロバート・ファーガソンの発明であることを示す証拠がある。

マリオン・シムズは、一八四五年に開発した両頭カモノハシ検鏡の形を思いついたのは偶然だったと著書『私の人生』で述べている。ある日、遠くにいる両親に会いに行ったとき、検鏡を忘れたことに気づき、金物屋に立ち寄って[9]シロメ製の大きなスプーンを買った。両端を背側へ直角に曲げて間に合わせでつくったが、その器械はきわめて具合のよいことが分かった。

その後、シムズは凹みがスプーンより大きい単弁の検鏡を用いたが、その端をもうひとつの弁にした。一方の弁を膣に入れたとき、もう一方は格好の柄になった（図41の24）。

膣拡張器の歴史を簡単に説明したが、昔から管状の検鏡が三弁の**子宮検鏡**［膣鏡］と共存していたこと、一八世紀と一九世紀には婦人科でいろいろな種類の三弁と四弁の器械が存続していたことが分かるだろう。

（1）**検鏡** speculum　腟隙を押し広げて見やすくする器械。検鏡を意味する英語は「鏡」という意味のラテン語 speculum に由来する。この用語は一九世紀の外科では拡張器とほぼ同義に用いられていた。

（2）**(原注)**　ケルスス著『医学論』第7巻第29章。

（3）**マツの木片 flat pieces of pine**　「ヒポクラテス全集」の「婦人病第二巻」第133節に解説がある。**図34**の1に示された標本の出典は不明。この器械は現在の膣ブジーに相当する。ちなみに、ブジーという名前は、尿道ブジーの原料だったミツロウを輸出していたアルジェリアの港ベジャイアに由来する。

（4）**スパン** span　広げた手の親指から小指までの長さ。約二三センチ。

（5）**バネ** spring　アルブカシスの英訳書『手術と器械について』によると、バネではなくネジである。先端が二股の横棒はネジになっており、これを回すと短い棒が主軸に沿って前後に動き、アゴ（短い棒と長い棒との先端）が開閉すると説明されている。

（6）**管状検鏡** tubular specula　膣鏡が診療にふつうに使われはじめたのは一九世紀初頭のフランスである。現代のように花弁状に開く管状検鏡は一八二五年頃にレカミエらが考案したという。

（7）**栓子** plug　いろいろな管状器械を体内に挿入するとき、管の中にほかのものが入り込まないよう管腔を塞ぐもの。

（8）**ボーモントの原図**　『ロンドン医学新聞』（一八三七年）より。

（9）**シロメ** pewter　スズと鉛の合金。

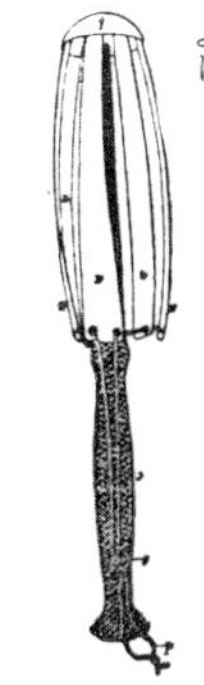

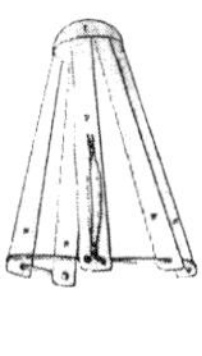

# 第6章　頭蓋ノコ

開頭術に用いる頭蓋ノコや手ノコの起源は少なくとも四千年前にさかのぼり、中近東で使われていたことが二〇世紀はじめに故スターキー氏がラキッシュで発掘した頭蓋骨から分かる［図20］。この発見が興味深いのは、古代ペルーの人たちも同じ手術を行っていたからである。頭蓋骨を二方向に切って四角い骨片を取り出していた。

ほかの手術器械と同じように、この手術に用いられた原始的な道具は火打石のものから銅や鉄のものになり、[1]小さなノコギリに引き継がれた。

頭蓋ノコの最初の記録は、アルブカシスの外科書の一二世紀と一三世紀の写本にある図で、刃が少し曲がったものとほとんど円形のものとが描かれている（図43の1）。

アルブカシスはこの器械を「穿頭器で開けた頭蓋骨の孔の間を切るのに用いられる小さなノコギリ」と説明している。

一四世紀には、オックスフォード聖ジョン・カレッジにあるライトソンの写本の図から、三日月形の刃の外側が鋸歯になっているノコギリが使われていたことが分かる（図43の2）。この形のも

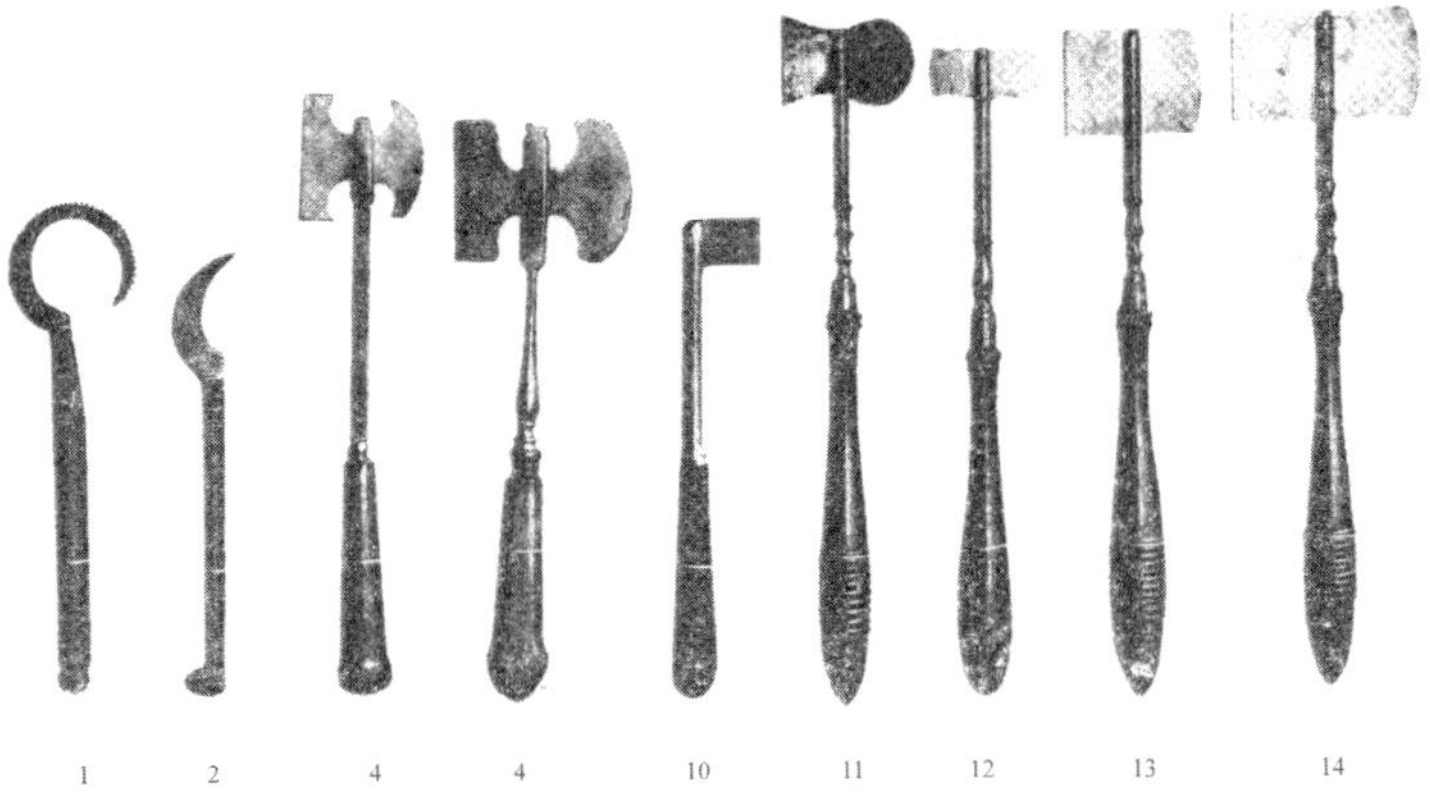


図43　頭蓋ノコ

1. アルブカシス（12世紀と13世紀）
2. ライトソン（14世紀）
4. アンドレア・デラ・クローチェ（16世紀）
10. コッケル（1783年）
11-14. ヘイ（1803年）

のは一六世紀まで使われ続けたと思われ、アンドレア・デラ・クローチェの著作に八種類の器械がある。そのうちのひとつは、刃先が少し曲がった楕円形の刃が柄についたもので、柄をもって用いた。もうひとつは曲がった刃の外側が鋸歯になっており、第三のものは矛槍のような形で両刃が軸の両側に固定されている（図43の4、図44）。

刃先の曲線から半円形への推移はライトソンの時代からデラ・クローチェの時代まで追うことができ、デラ・クローチェは刃先が大きくふくらんだものを描いている（図45）。アンブロワーズ・パレは『外科書』（一五六〇年）に数種の頭蓋ノコを描き、「頭蓋骨を切るのに適したノコギリ」と説明している（図46）。ファブリキウス・アプ・アクアペンデンテの描いた頭蓋ノコは、刃が少し背側に曲がり、その腹側が

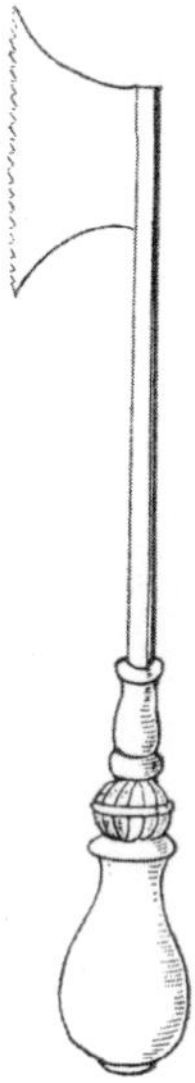

図 46　アンブロワーズ・パレが用いた頭蓋ノコ（1560 年）

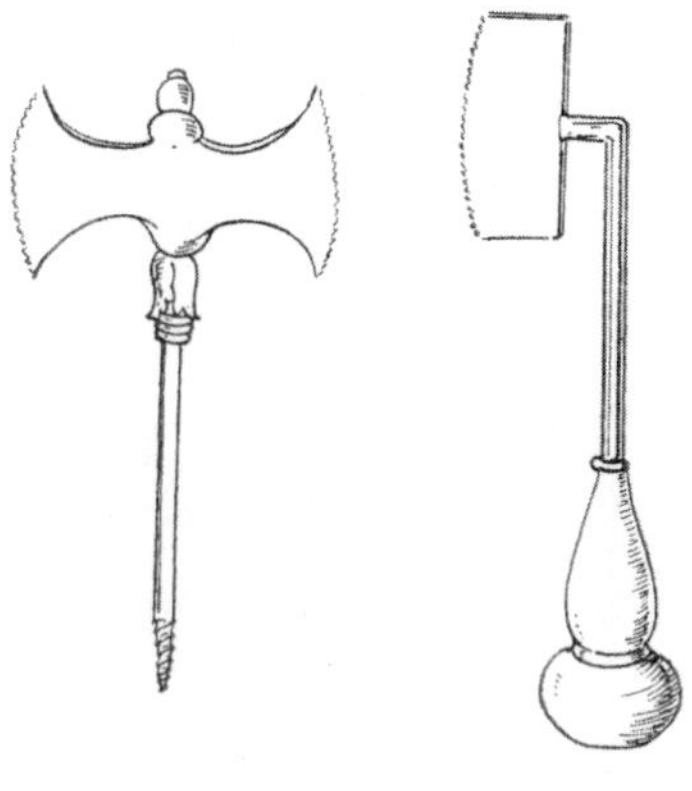

図 44, 45　アンドレア・デラ・クローチェが用いた頭蓋ノコ（1573 年）

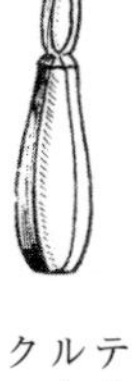

図 49　スクルテトスが用いた小さな手ノコ（1674 年）

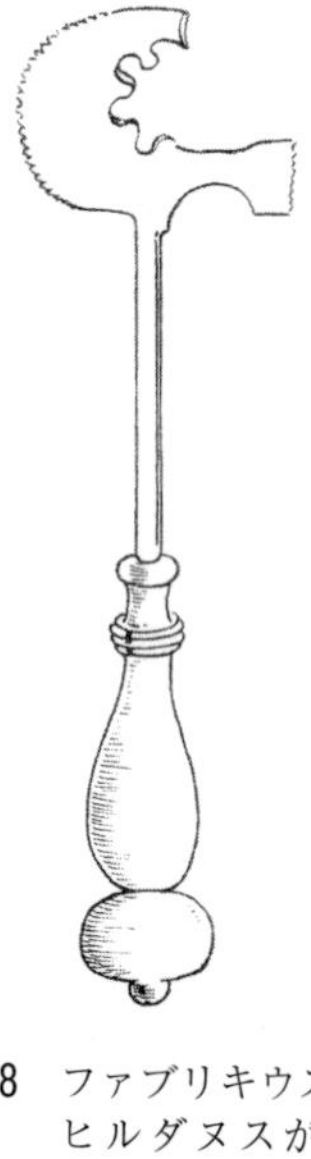

図 48　ファブリキウス・ヒルダヌスが描いた頭蓋ノコ

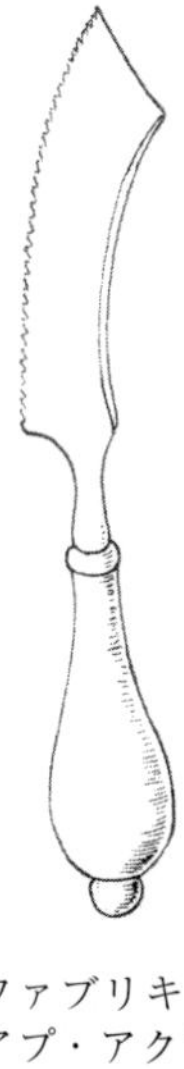

図 47　ファブリキウス・アプ・アクアペンデンテが用いた頭蓋ノコ

鋸歯になっている（図47）。同じ頃にファブリキウス・ヒルダヌスは先端が特殊な形の器械を描いている（図48）。その鋸歯は半円状の刃の腹側にあり、反対の背側は複雑な形に凹んでいるが、この凹みは骨を粉砕するためのものだろう。また、背側の下部は小さな直鋸になっている。

一六七四年にスクルテトスが描いた小さな手ノコは後代のものによく似ており、彼は「穿頭器で開けた孔の間を切ったり、穿通していない毛髪状の亀裂を除去したり、頭蓋の腐骨を掻き取る」のにこれが用いられていると述べている（図49）。これはこの器械の使用法についてアルブカシスが述べたことの繰り返しである。

この頃から一七八三年まで、頭蓋ノコは一世紀以上も用いられていなかったようだ。一七八三年にポンテフラクトの外科医コッケルがこれを復活させ、「大きく改良し、頭蓋骨の広範囲骨折に用いた」といわれている。コッケルのノコギリは刃の形がさまざまで、半円状の刃先もあれば、刃先がふくらんだ小さな直刃もあった（図43の10）。

その二〇年後の一八〇三年、リーズ総合病院の上級外科医ウィリアム・ヘイは頭蓋骨の手術に頭蓋ノコを復活させることを提唱した。ノコギリの形をヘイが熟慮したことは刃の形が多彩なことから分かる。彼の六種類の頭蓋ノコが王立外科医師会博物館の器械コレクションにある。『外科の臨床観察』（一八〇三年）で自分のノコギリについて彼は次のように述べている。

このノコギリは自信を持って推奨できる。この二〇年間、私は頭蓋骨骨折に穿頭器をほとんど使わずにすんだからである。

これを教えてくれたのはポンテフラクトの器用な外科医コッケル（現在は博士）で、このすばらしい器械が再発見されたのは彼のお陰である。

コッケル博士のノコギリは刃が半月形だったが、刃先は真っ直ぐなものやふくらみ方がいろいろなものも有用だろうと思う。直刃のノコギリは簡単に使えるし、曲線に切るときには刃先がふくらんだノコギリが必要である。また、切るべき頭蓋骨の厚さが一様でないときに有用である。


コッケルとヘイはふくらみ方がいろいろなものを勧めたので、リーズ病院でヘイが使った器械にいろいろなものがあるのは驚きではない（図43の11－14、図50の15、16）。

ヘイの頭蓋ノコの原型は木の柄に金属の軸がついたものだった。軸の先端が分岐し、その間に直刃が差し込まれ、二つのネジで固定された。彼が考案した別の型は、非対称性に半円形の刃が取りつけられていた（図50の18）。また、曲がった軸に直刃がついたものやバネ式の安全装置がついたものがあり、後者についている二つの鋼はノコギリでできた溝を掃除するためのものだろう（図50の22）。一八七八年にビガーが紹介したヘイの頭蓋ノコは、凹んだ側にも鋸歯があり、凸側と凹側の両方の刃を使うことができた。

一九世紀はじめに開発された円盤形の頭蓋ノコについて述べておかなくてはならない。

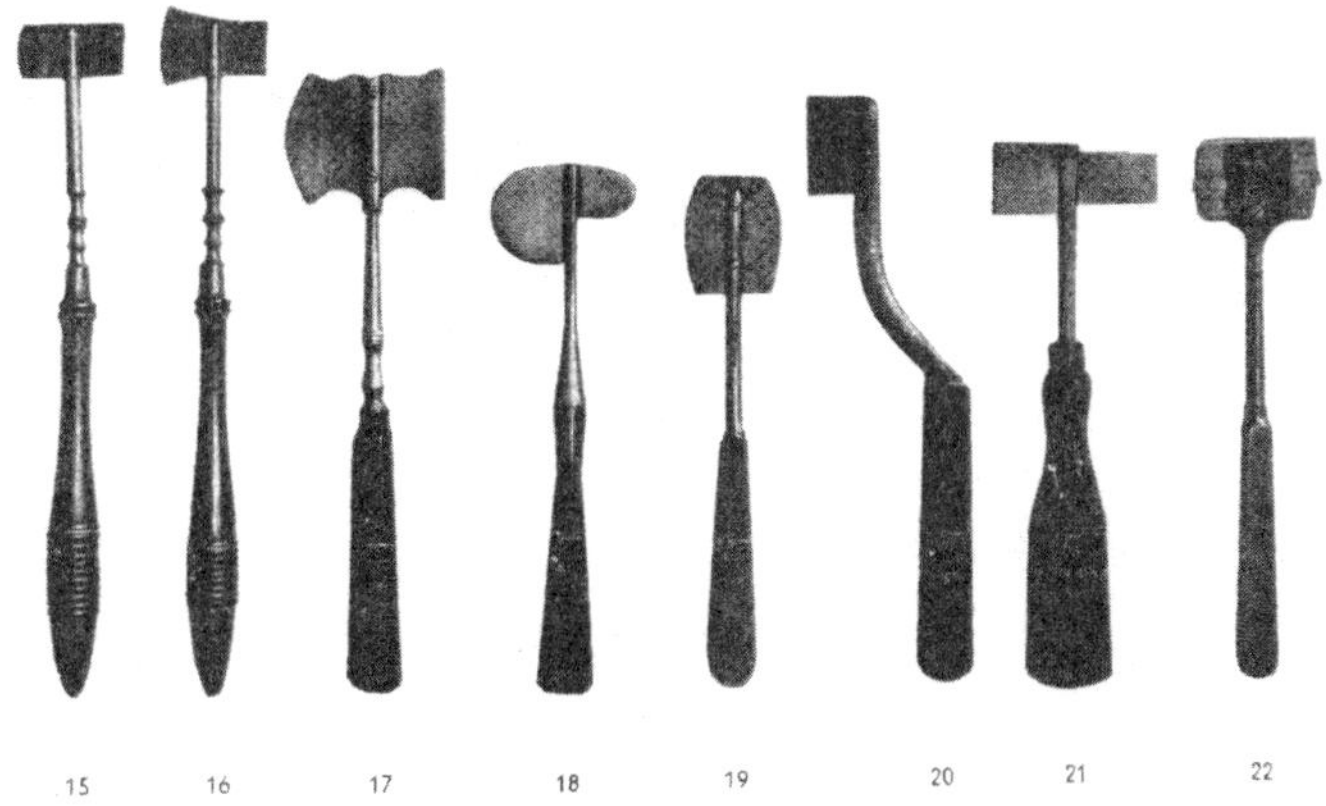


**図 50**　ヘイのノコギリ

15. 16. 晩期型
17. 早期型
18. 非対称性半円ノコギリ
19. 対称性円ノコギリ
20. 曲がり柄の片刃直ノコギリ
21. 非対称性直ノコギリ
22. 安全バネつき

かつて穿頭術に用いられた器械のうちで、一五六四年にアンブロワーズ・パレが図解した「コンパス・カッター」は注目に値し、その原理は後代の器械に再現された。パレはこれについて「理由は何であれ、穿頭器が使えなければ、頭蓋骨を切るには『コンパス・カッター』を使えばよい。骨面を必要な広さに露出すれば、コンパスのように使い、ネジの方法で思い通りに開けることができる」と述べている。穴の開いた金属板をいっしょに用い、コンパスの軸足をその上に置いて頭蓋骨を保護した（**図51**）。

[2]一八〇八年にマシェルは頭蓋骨の手術用に円盤ノコを発明し、いくつかの改変型を考案した（**図52**）。これを開発したとき、彼は「円盤ノコは、除去が必要なあらゆる

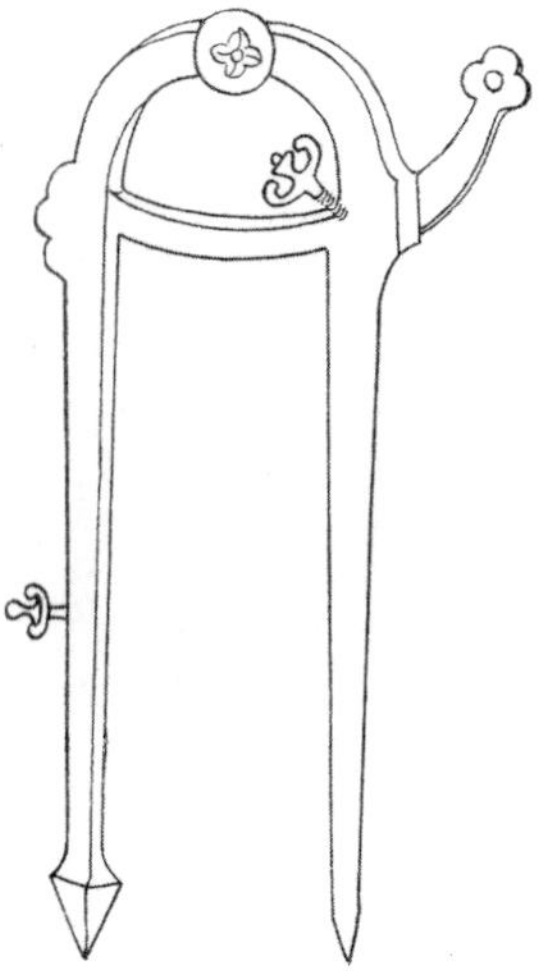

**図 51**　アンブロワーズ・パレのコンパス・カッター（1564 年）

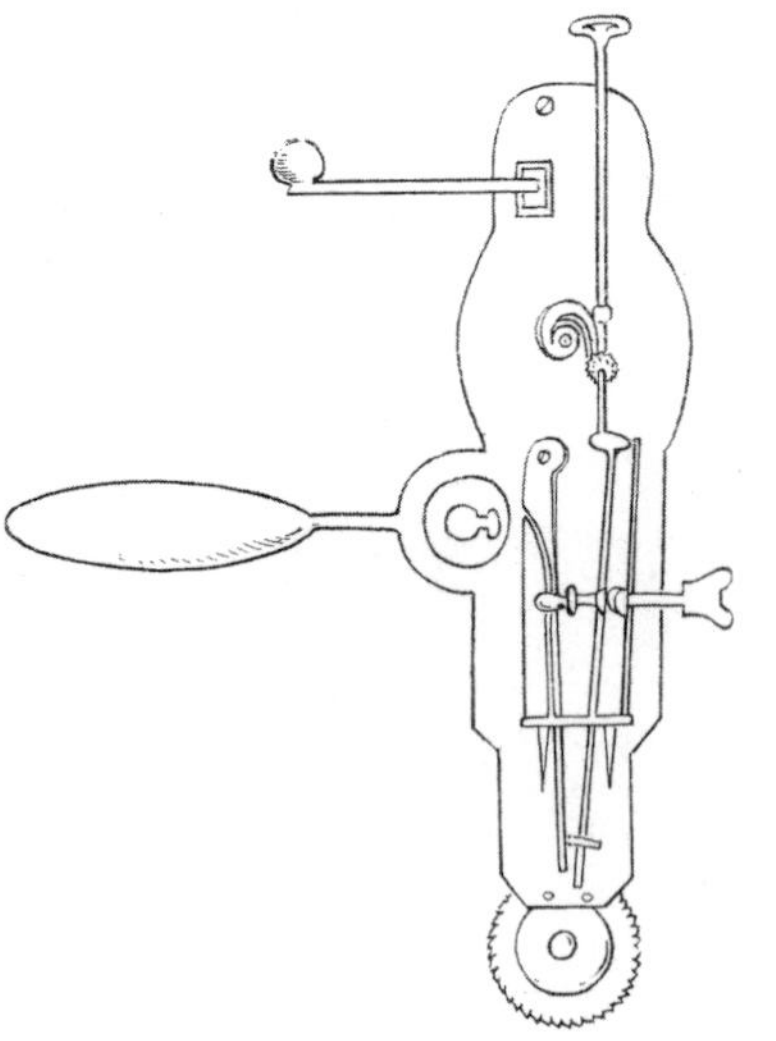

**図 52**　マシェルの円盤ノコ（1808 年）

骨病変のところで、トレフィン、穿頭器、ヘイの頭蓋ノコ、破骨鉗子、骨ヤスリ、ツチで打つノミに代用できると思う」と述べている。とくに癒合しなかった骨折の骨端を整えるのに役立つと主張した。後に原型にいろいろと改変を加えたが、この器械はアストリー・クーパーとベンジャミン・トラヴァースの『外科エッセイ』で「マシェルのノコギリ」として描かれている。

一八一五年、軍陣外科医のチャールズ・グリフィスは、マシェルの発明を継承し、円盤ノコを考案した。また、これとともに、頭蓋骨の手術に使うノコギリと破骨鉗子を考案した。

一八二三年、サールが別の仕掛けノコを開発した（**図53**）。この器械の刃は円盤かいろいろな大きさの部分円盤からなり、回

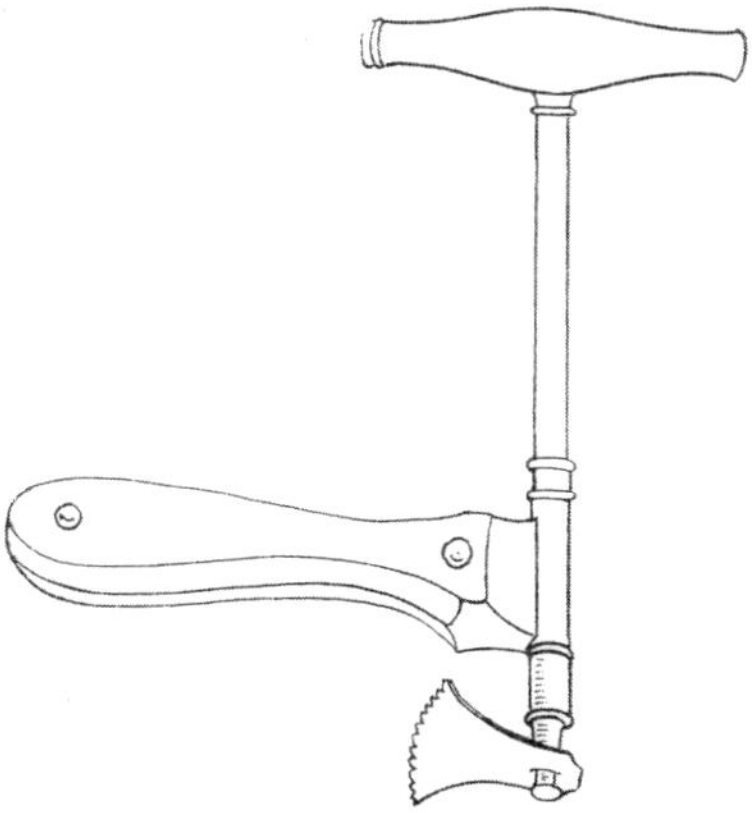

**図53**　サールの仕掛けノコ（1823年）

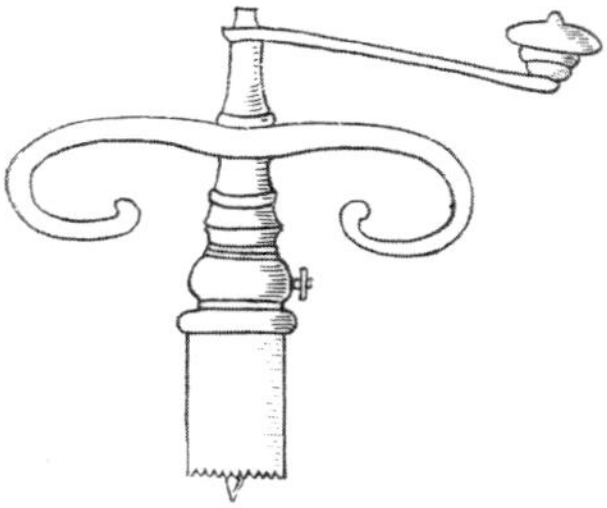

**図54**　ブルンの仕掛け穿頭器（1830年）

転軸に取りつけることができる。片手でこの回転軸を回し、もう一方の手で柄をもって器械全体を支える。柄には回転軸が通るベアリングがある。

一八三〇年にブルンが考案した仕掛け穿頭器は挽き臼のような取っ手で回す（**図54**）。しかし、ほかの発明と同様に、これは当時の外科医に好まれず、しだいに使われなくなった。

（1）**小さなノコギリ** small saws　ヘイ著『外科の臨床観察』によれば、**図50**の18や19のようなものが全長二〇センチほどで、刃渡り三〜五センチ程度だった。この小さなノコギリは、おもに頭蓋骨の手術に用いられ、二〇世紀はじめまで穿頭術セットのひとつだった。

（2）**円盤ノコ** circular saw　一九世紀の円盤ノコは、手回しなので回転速度が遅すぎて骨の切断が難しかった。二〇世紀に電動に改良されてから普及した。

# 第7章　異物鉗子と動脈鉗子

鉗子[1]は種類が無数にある器械なので、その歴史はその使い方から調べるほかはない。しかし、手術で用いる鉗子 forceps という英語はつまんだり把捉したりするあらゆる器械に用いられたので、当然ながら鉗子の用途はきわめて広い。

鉗子というアイディアは拇指と示指を使って肉から異物などを取り除く動作から得られた違いない。この本能的な動作から、しっかりつまむための単純な金属器械が生まれた。最初の鉗子は、鉄や青銅の細い金属板を中央で折り曲げて両端を合わせ、取り除きたいものを強くつまむものだった。

古代の鉗子は単純で、その多くが少なくとも五千年前の古代エジプトのものだが、最初は毛抜きに使われていたに違いない。古代ギリシアの外科医は負傷兵の身体から矢、投げ矢、槍先を抜くのに鉗子を用いていたことが『イーリアス』の記述から分かる。古代ローマ人はその青銅の手術器械からすぐれた職人だったことが分かるが（図55）、鉗子が異物を摘出する以外の目的にも使えることにすぐに気づいた。彼らの鉗子をみると、細かい溝のついたアゴの製作加工に示された巧みな技

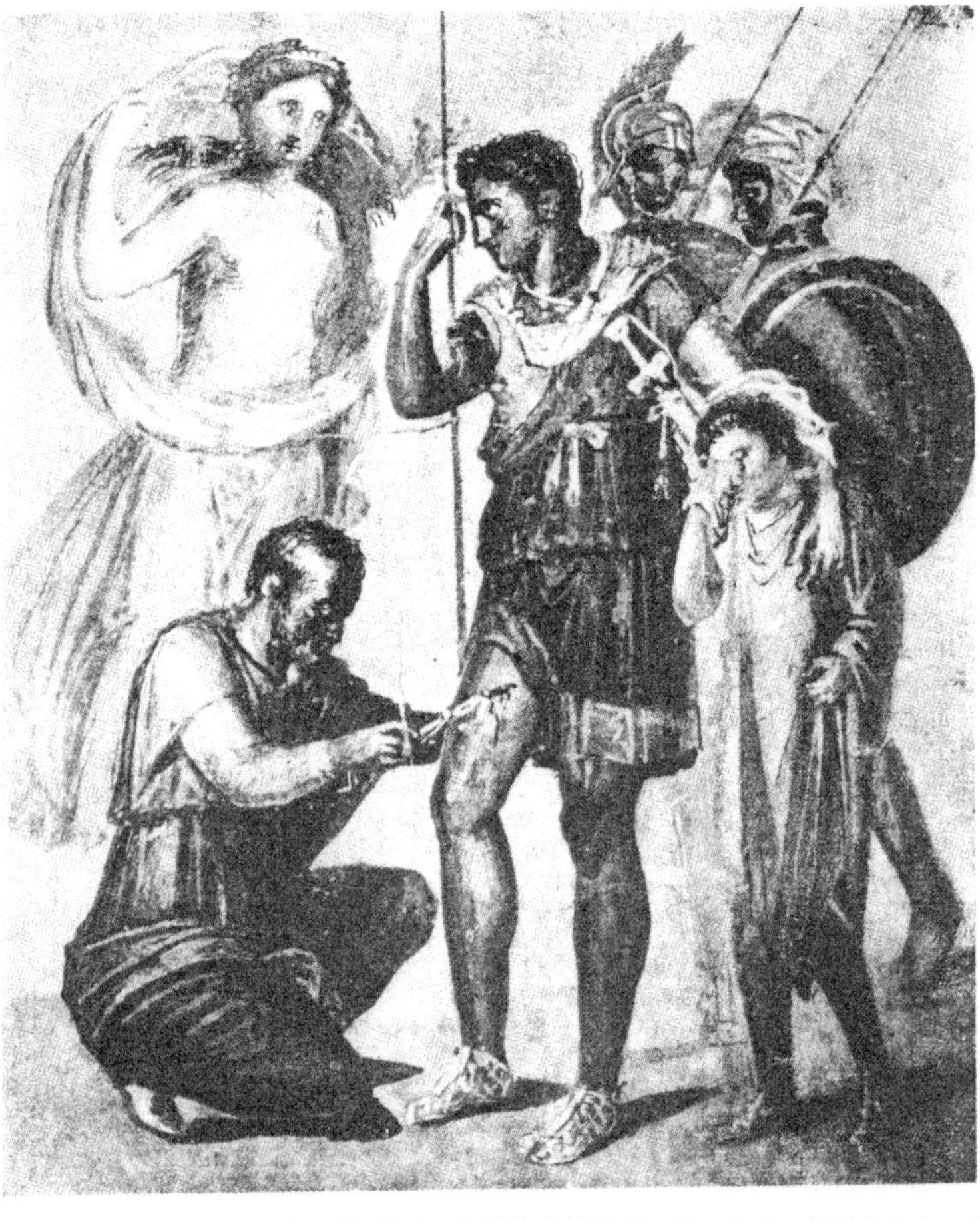

図 55　負傷兵の脚から（X 型）鉗子で矢を抜く外科医。ポンペイで発見されたモザイク画（150-200 年頃）。
［ヴェルギリウス著『アエネーイス』の一場面、アエネーイスを治療するイアーピュクス。泣いているのはアエネーイスの息子。後方の女性は、女神アフロディティ］

術と職人技は、現代人も顔負けである。

　アテネの近くで発掘された碑文に基づき、ヴルペスは古代ギリシアの外科医が創傷の出血を血管結紮で止めていたと述べている。また、これを裏付ける記述がフローレンスのローレンシア図書館にあるアルキゲネスの西暦一〇〇年の写本にある。それには「傷口に血液を運ぶ管をしばるか貫通結紮しなくてはならない」と書かれている。

　鉗子やピンセットという言葉は、一般にやっとこと呼ばれる頭部が短い器械から区別し、頭部が長い器械を呼ぶのに使われはじめたと思われる。

　ケルススは「体内にとどまった石などの物」(2)の摘出について言及し、「そのような場合は、傷口を広げ、鉗子で異物を取り出さなければならない」と述べている。

　ものをしっかりつまむため、鉗子の先端は溝のないものから有溝のものに発展した。ケルススも「このピンセットは口蓋垂と潰瘍堤をつまむためのものである」と述べている。ポンペイで発見された遺物から、一世紀のローマ人は有溝《ゆうこう》鉗子と有鉤《ゆうこう》鉗子を使っていたことが分かる（図56）。有鉤鉗子はおそらく動脈をつまむのに使われたと思われる。

　古代ローマの固定鉗子は、(3)美しく装飾されたものが多く、基部が芸術的な金メッキで飾られたものもあった。二本の対称的な隻肢《せきし》が基部で接合し、先端は真っ直ぐか曲がっており、切除する腫瘍などを引っ張れるようになっている。ポンペイで発見された口蓋垂用の［X形］鉗子は、アゴに細かな溝があり、口蓋垂をつまんでつぶせるようになっている。二世紀にソラヌスが「ミゾン」と呼

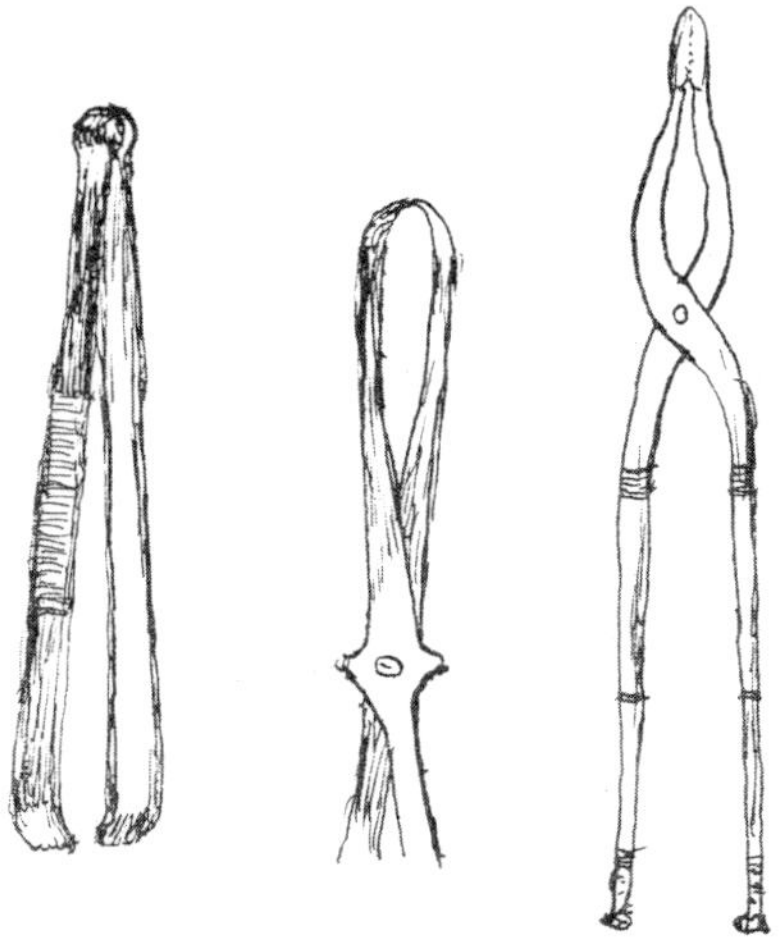

**図 56**　ポンペイで発見された古代ローマの青銅製鉗子（100–200 年頃）
［中央は先端が鉤状の有鉤鉗子、左右が先端に溝のある有溝鉗子］

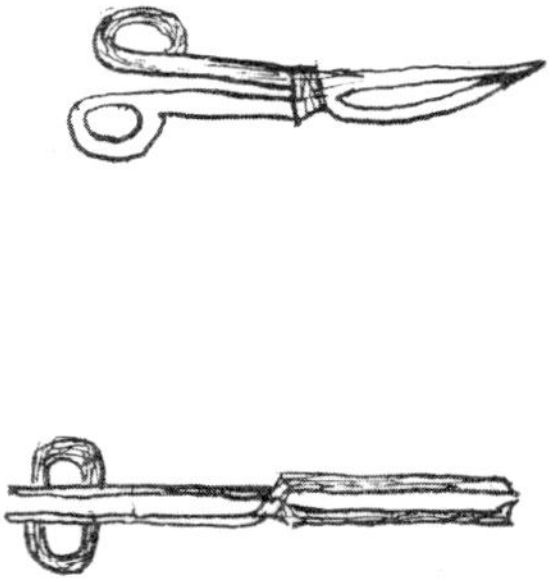

**図 57**　アルブカシスの写本にある鉗子（12 世紀）

んだ有溝の［Λ形］鉗子は、後代の動脈鉗子のように[4]スライド・リングがあり、隻肢のアゴはスプーン状をしていた。また、深部にある異物を取り出すため、アゴの鋭い尖った鉗子もあった。これを用いれば表面より深いところにある異物に到達できる。こうした器械にはこの目的に用いる曲刃や直刃の短いナイフといっしょになっているものもあった。

一〇世紀まで外科書に器械の図を体系的に描く試みはなかった。しかし、アルブカシスの**外科書**には当時の器械の図がたくさんある。ボドレー図書館にある写本（目録一五六号）には、アルブカシスが描いた［X形］鉗子の図があり、嵌合《かんごう》している二つの隻肢は頭部が長く、そのひとつには指をかける環がある（**図57**）。長い頭部としっかりした肢柄があるので、これらが創傷から異物を取り出す

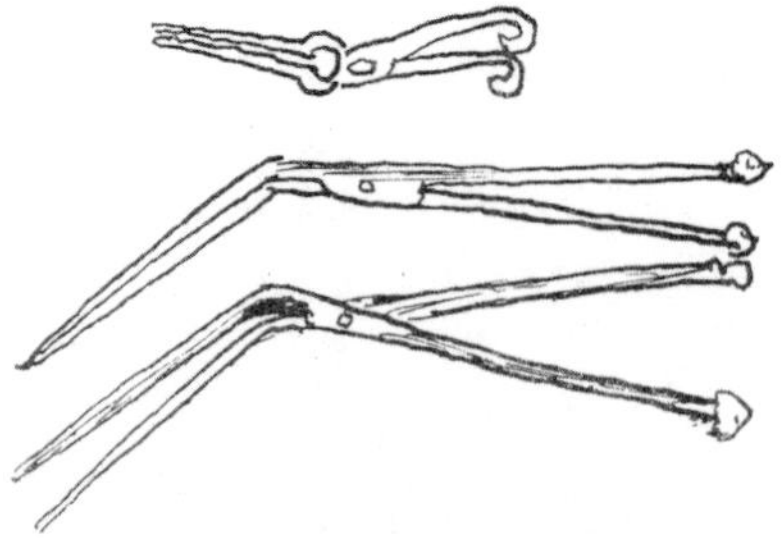

**図 58**　アンブロワーズ・パレの烏喙鉗子と銃弾鉗子。木版画（1585 年）

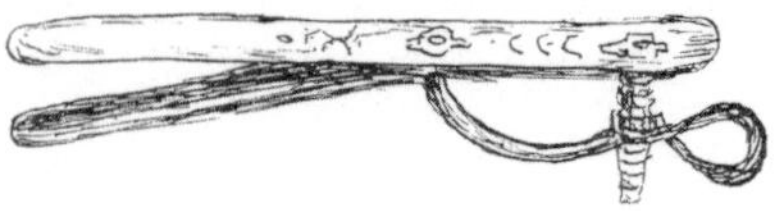

**図 59**　スクルテトスの偽鉗子（1674 年）

のに用いられたことは明らかである。

その後、一六世紀のアンドレア・デラ・クローチェの時代まで発展はなかった。彼の『一般外科学』には骨片の除去や痔核に使う五種類の鉗子がある。同じ頃、リフは耳から異物を取り出す耳鉗子の図を描いている。アンブロワーズ・パレが描いた**烏《う》喙《かい》鉗子またはオウムハシ鉗子**は、動脈や静脈をつまんで止血する現代の止血鉗子に似ている。また、頭部が曲がり先端がザラザラの銃弾鉗子も描いている。彼が描いた有鉤鉗子は、頭蓋骨骨折から骨片を取り出すのに用いられたが、血管をつまむのにも用いられた（図58）。

一六世紀末頃、パレの娘婿ギユモーは四種類の異物鉗子を記載した。また、ファブリキウス・ヒルダヌスは異物摘出用の先端がスプーン状の鉗子を描いた。

一七世紀まではいろいろな鉗子が用いられた。

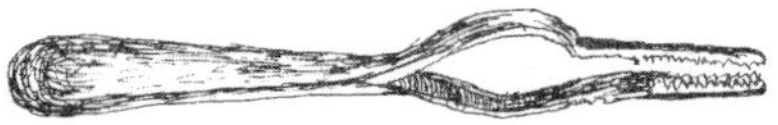

図60　スクルテトスのバネ・ピンセット（1674年）

スクルテトスの『外科医の宝庫』は、一五種類の鉗子を紹介し、そのうち「偽鉗子」[5]と呼ぶものについて「だまされるのは患者ではなく外科医のほうで、これはかつて創腔の拡張に使われていた［刃物であって鉗子ではない］からである」と述べている（図59）。

スクルテトスは［Λ形］鉗子を破骨鉗子ややっとこからほとんど区別せず、ケルススとアエギナのパウロスがピンセットを「二つの先端が有溝になった引き抜き器」と呼んだと述べている。この器械は、骨片、投げ矢、「創傷内のあらゆる詰め物や毛髪など」を取り除くのに用いられた。彼は同じ目的に使われるほかの器械についても説明している。

スクルテトスが描いたバネ・ピンセットは基部がヘラになっており、軟膏や硬膏を亜麻布に広げるのに用いられた（図60）。

彼によれば、このピンセットは「眼に刺さるまつげを抜くのにきわめて便利で、女性の美容を請け負う外科医にも役立つ。というのは、とくに宮廷の女性たちはこれを用いてまつげやほかの毛を毛根から引き抜いたからである」という。彼は、頭部の曲がったオウムハシ鉗子、真っ直ぐな頭部の先端の内側に溝があるカモノハシ鉗子とツルノハシ鉗子についても説明している。これらの器械の名前は明らかにいろいろなトリの嘴《くちばし》に形が似ていることに由来している。

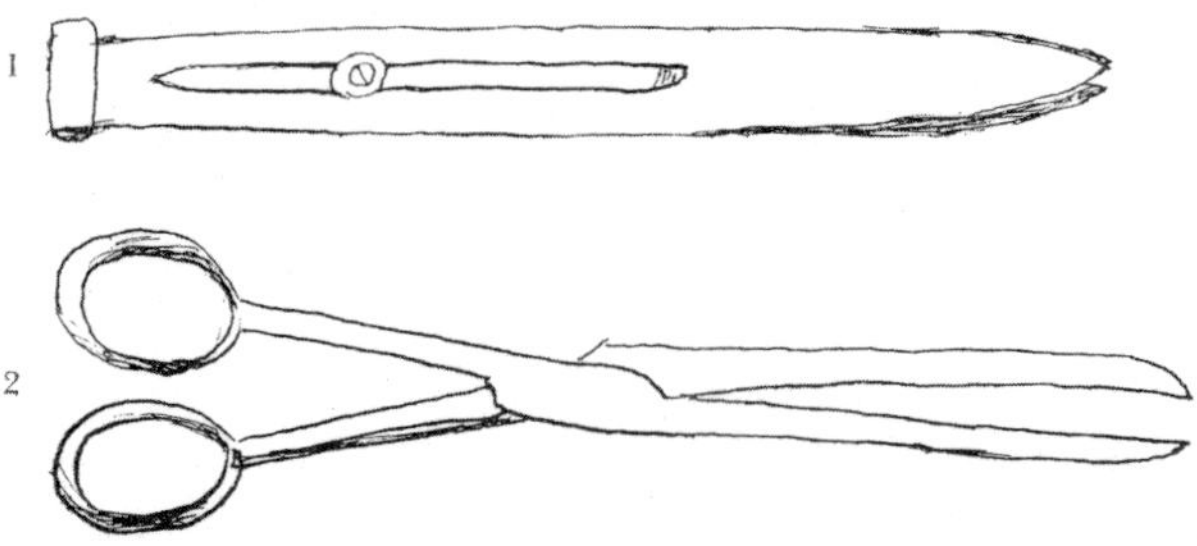

図61　18世紀の鉗子
1. サー・ベンジャミン・ベルの鉗子［1790年］
2. ハイスターの鉗子［1740年］

一八世紀には新型の鉗子がいろいろと開発された。プティが描いた動脈鉗子はシュムッカーが考案してさらに工夫を加えたものだった。一七七〇年にペレが描いた鉗子は、おそらく創傷手当に用いられたものである。(6) 曲がった頭部の内側に溝があり、ピンのない箱形嵌合で、銀の肢柄に肢環《しかん》がついていた。しかし、ハイスターが『外科体系』に描いた鉗子は、頭部が真っ直ぐで平たい隻肢と頭部が曲がった隻肢が枢軸《すうじく》を形成し、いずれの頭部にも大きな溝がついている（図61の2）。ハイスターは兎唇用の鉗子と口蓋形成用のグレーフェ鉗子も描いた。

ウェンツェル男爵が開発した鉗子は三種類ある。すなわち、眼科用、毛抜き用、骨片用で、これらはブランビラとサヴィニーが図に描いている。

一七八七年にドゥソーは動脈を圧迫する鉗子をはじめて推奨した。この動脈鉗子は、バネがほかの鉗子と異なり、アゴを閉じたまま固定した。一七九〇年にこれを改良したベンジャミン・ベルの鉗子は、長い間ベル鉗子や英国バネ

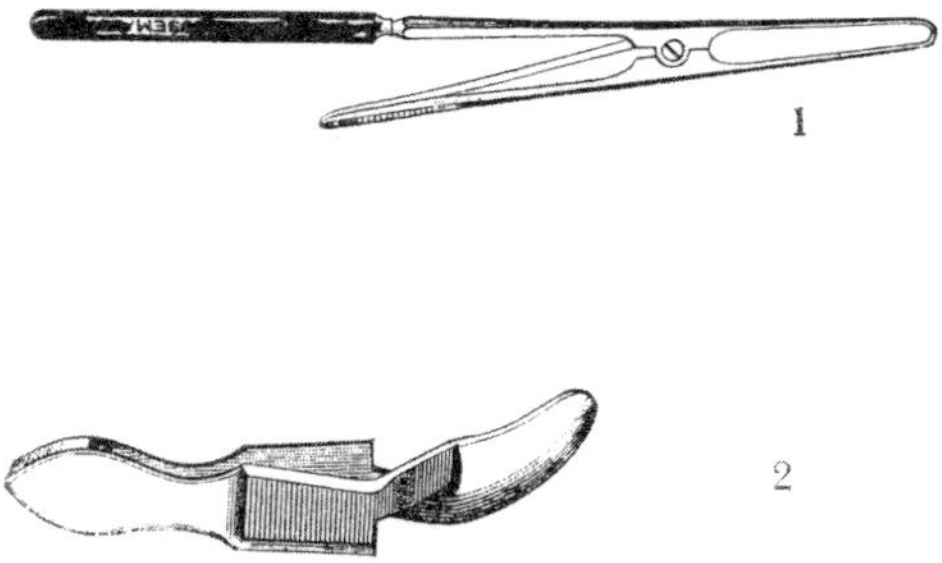


図62　動脈鉗子
1. アサリーニ鉗子［1810年］
2. ディーフェンバッハ鉗子

鉗子として知られていた（図61の1）。

一七九八年にサヴィニーが描いたバネ鉗子も肢柄にすべらせる留め具で手術中に動脈や骨片をはさんだままの状態を固定することができた。アサリーニは［一八一〇年に］これを改良し、肢柄のひとつに延長アームをつけた。彼は、鉗子の隻肢をまとめれば、結紮糸を動脈に掛けられると主張した（図62の1）。

一九世紀半ばまで外科医は[7]支持鉤《こう》をよく用いた。リスターの証言によれば、一八七三年になっても血管を引き上げて結紮するために支持鉤が広く用いられていたという[8]。しかし、一八四七年にロバート・リストンが開発した捻転鉗子に取って代わられた（図63の2）。

一八〇七年にサー・チャールズ・ベルは支持鉤を開発し、「支持鉤は、開放創から動脈の断端を引き上げ、確実に結紮するためによく用いられる器械である。私はこれに必要な曲がりを与え、先端近くで急に曲がるようにした」と述べている。アサリーニの鉗子は二つの頭部が支持鉤からなる有鉤鉗子で、肢柄に留め具がついていたが、ベルにならって頭部の先端をネズミの切歯のようにした［図62の1］。一八三四年にウォードロップも似たものを開発した。この六年後、このダブル支持鉤が動脈鉗子に発展した。

一八四〇年にシャリエール[9]は隻肢が交差する鉗子を開発し、動脈鉗子の歴史に新時代を拓いた。彼の鉗子から発展した二つの型がその後の鉗子の形に影響を与えた。ひとつは隻肢が［X形に］交差する強力な鉗子、もうひとつはベルリンの外科医ディーフェンバッハが隻肢の幅を広くした［8字形に交差するバネ］鉗子である（図62の2）。

一八四七年にはロバート・リストンがバネ留め具のついた捻転鉗子を開発した。

一八四五年にはじめて開発された「ブルドッグ鉗子」は、幅の広い頭部に窓の開いた枠形で、短く曲がりの強いアゴに溝がついていた。

一八五五年にT・H・ワクリーが開発したバネ鉗子はしばらくイギリスの外科医に愛用された。彼は医学雑誌『ランセット』の創始者の長男である。

一八六七年にはリーズのトーマス・ナナリーが血管鉗子の溝を改善し、十分に強く血管を密閉できるが［血管壁に］壊死や潰瘍はつくらないと主張した。

ルークの鉗子も紹介しなければならない。これはバネや留め具がなく、頭部は無鉤《むこう》で尖った鉗子だった。ローソン・テイトが用いた鉗子（図63の1）とメレット＝ベイカーが用いた鉗子（図63の3）も紹介する。

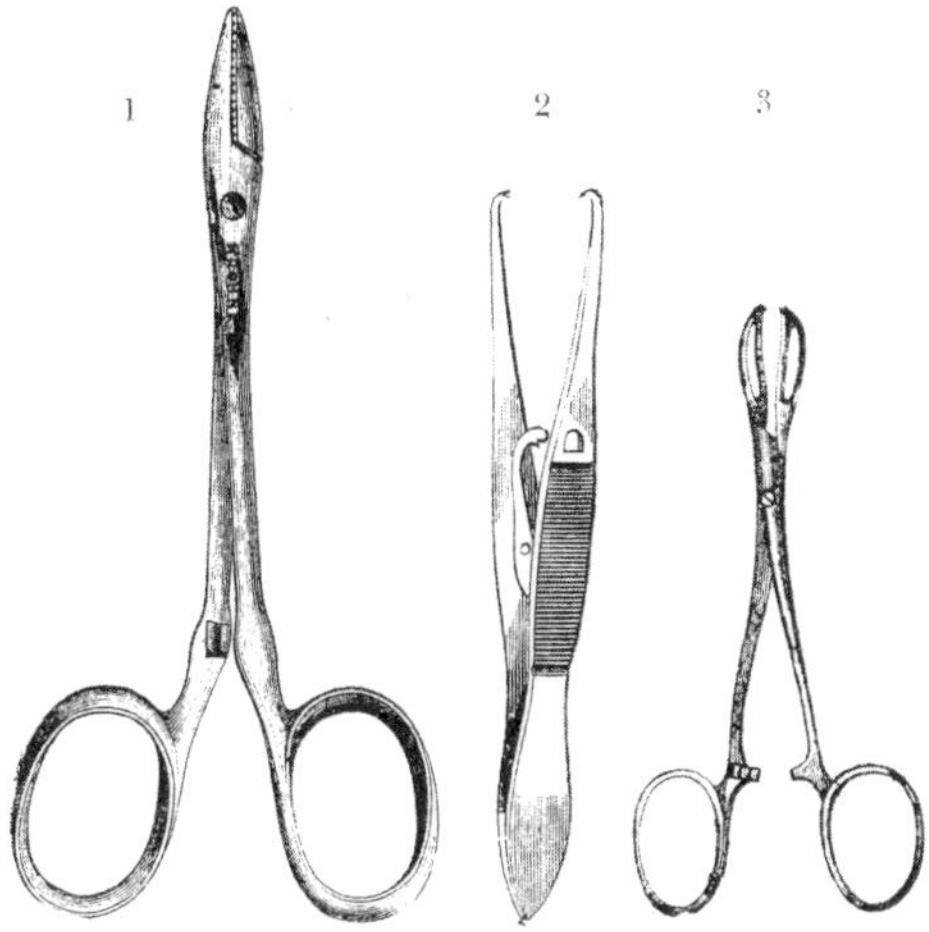


図 63　動脈鉗子
1. ローソン・テイトの鉗子［ウェルズの鉗子を改良したもの。糸がすべり落ちやすいように頭部がふくらみ、肢環のすぐ上にラチェットがある］
2. リストンの鉗子
3. メレット＝ベイカーの鉗子

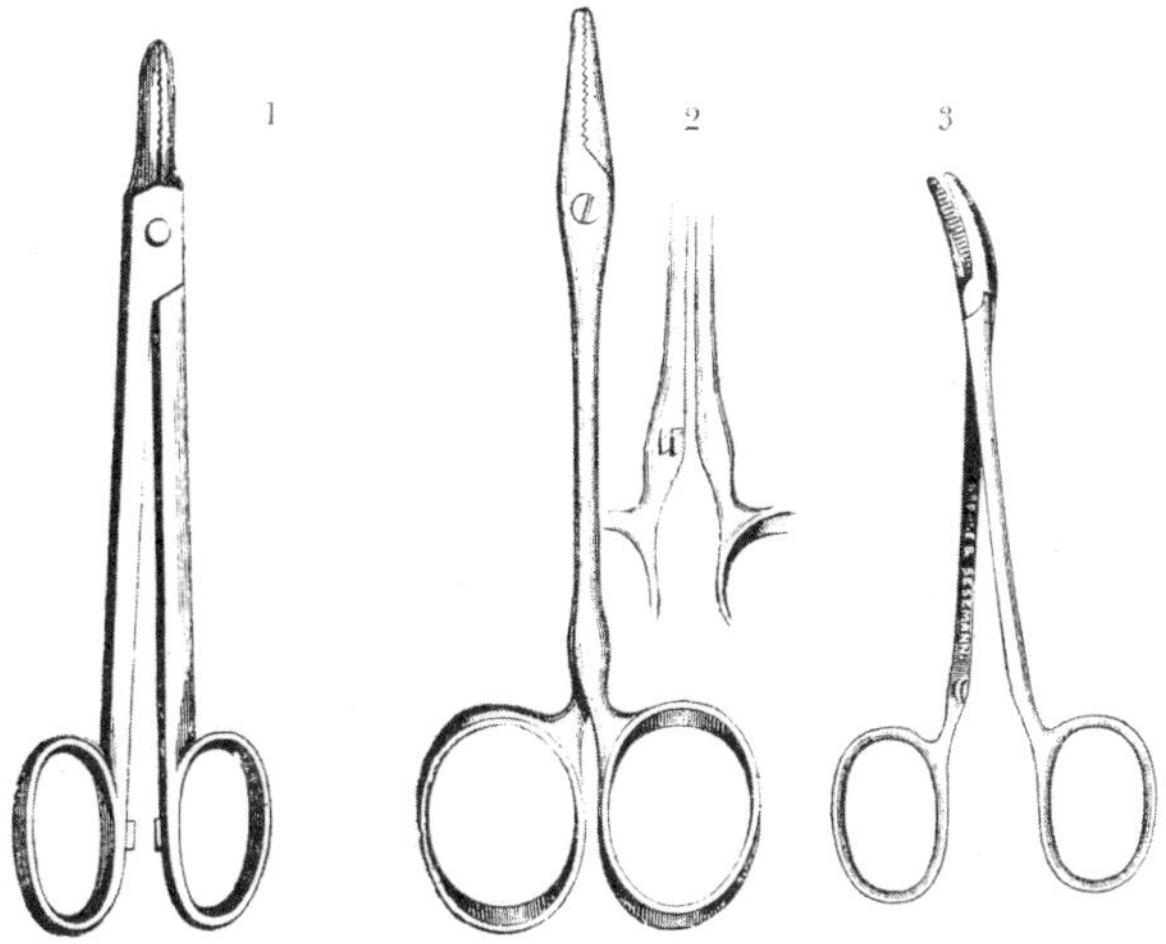


図 64　サー・スペンサー・ウェルズが考案した動脈鉗子
1. 原型
2. 留め金の改良型［ラチェットの位置を変更し、閉じたとき肢柄の間に隙間ができないようにした］
3. 無菌関節の曲がり鉗子

これらの［X形の］鉗子の基本になったのは、ケーベルレ、ペアン、スペンサー・ウェルズが開発した動脈鉗子すなわち[10]圧挫《あつざ》鉗子だった（図64）。一八八七年頃にスペンサー・ウェルズが開発した有名な圧挫鉗子は現在も使われている。その原型は、頭部の鋸歯部が短く、肢柄が真っ直ぐで長く、肢環は楕円形をしていた。しかし、後に留め具を改善した鉗子と頭部が曲がった無菌関節の鉗子（図64の3）を考案した。

（1）**鉗子** forceps　英語では、ものをつかんで引き出す二本の棒（隻肢《せきし》）からなる器械はみな forceps と呼ぶので、X形なのかΛ形なのか分からない。それゆえ、本文では forceps をすべて鉗子と訳した。しかし、現代日本語では、X形のものを鉗子、Λ形のものを鑷子《せっし》またはピンセットと呼ぶ。また、カーカップらはΛ形の鉗子をバネ鉗子と呼んでいる。

（2）**（原注）**　ケルスス著『医学論』第7巻第5章4節。

（3）**固定鉗子** fixation forceps　鉗子を閉じたまま固定する留め具のついた鉗子。

（4）**スライド・リング** slide ring　鉗子を閉じた状態で固定する留め具には、肢柄にリングを滑らせるスライド・リング（図68）、向かい合う肢柄のスリットに沿って鋲をすべらせる留め具（図61-1）、二本の肢柄をネジで固定する留め具（図69）、バネで固定するバネ留め具（図63-2）、ラチェット（図63、64）などがあった。

（5）**偽鉗子** deceitful forceps　カーカップ著『手術器械の発展』によると、刀身の外縁が刃先になっている細長いX形のハサミが瘻管と深い創腔の拡張に用いられていた。図59は、片方の頭部だけが刃になっているハサミで、図のように刀身を鞘から出すまでΛ形鉗子と区別できないので、偽鉗子と呼ばれた。図中の輪は肢環で、刀身と合体して「く」の字形の隻肢を形成し、肢柄を閉じるとテコの作用で刀身が鞘から出る。肢柄を貫くネジとネジについたナットでハサミの開閉を調節する。

（6）**箱形嵌合** box-lock　第1章の訳注(9)を参照。

（7）**支持鉤** tenaculum　フックに柄をつけた器械。

（8）**捻転鉗子** torsion forceps　捻転止血に用いるバネ鉗子（図63-2）。捻転止血は一八二七年にアミュサが報告した止血法で、血管の断端をつかんで八～一〇回ねじると、血管壁が破壊されて血管腔が閉塞する。一つの手術に鉗子はこの捻転鉗子一本で十分だと考えられていたが、一八六〇年代になると一つの手術に何本もの鉗子が用いられるようになり、血管をねじらずにはさんだままで鉗子が創内に残されるようになった。手術終了時に鉗子をはずすと血管壁が圧挫されて止血していることが分かり、圧挫するだけのこの止血法をforcipressure（圧挫止血）と呼ぶようになった。しかし、一八七〇年代以降は消毒した糸による結紮止血が普及した。

（9）**シャリエール** Charriere　一九世紀フランスの有名な器械メーカー。一八四〇年にシャリエールが開発したバネ鉗子は、ブルドック鉗子（**図62-2**）の原型である。一八五八年に開発した肢柄に留め具のあるX形の異物鉗子は、圧挫鉗子（**図63、64**）の原型になった。また、一八五〇年代はじめに発明した分離可能な枢軸は、無菌関節の原型である。

（10）**圧挫鉗子** pressure forceps　圧挫止血に用いるX形の固定鉗子。動脈鉗子や止血鉗子とも呼ばれる。有名なペアン鉗子は一八七〇年頃、モスキート鉗子は一八九九年頃、コッヘル鉗子は一九〇五年に開発された。卵巣摘出術が普及すると、ケーベルレとペアンはシャリエールの異物鉗子を改良して圧挫鉗子を開発し、スペンサー・ウェルズも同じ頃に圧挫鉗子を開発した。ケーベルレとペアンはこの圧挫鉗子のプライオリティを争ったが、争いは決着せず、結紮止血の普及とともにペアン鉗子という名前が自然に広まった。

# 第8章　銃弾鉗子と銃弾摘出器

一三世紀半ばに火器が開発され、外科に銃創治療という新しい分野が生まれた。しかし、一五世紀までの銃創治療は、体表近くの銃弾を取り出す以外、稚拙で粗雑だった。当時の書物によれば、創傷治癒を助けたり、その化膿を防ぐようなことは、ほとんど何もしなかった。多くの人は、火薬そのものが創傷を害する刺激物質なので、麻仁油を創傷に注ぐような姑息的な治療しかできないと信じていた。止血には烙鉄を使うことが多かった。一四九七年に、ドイツの軍陣外科医ジェローム・ブランズヴィクは、熱いスミレ油を創傷に注いで火薬の毒を中和し、樟脳とテレビン油を外用薬に用いることを勧めた。[1]

一六世紀はじめにヴィゴーのジョンは熱油を創傷に注いで火薬の毒を消すことを勧めた。この野蛮な治療は一九世紀末にさえ戦場で行われていた。

一六世紀前半に体内に埋まった軟らかい鉛玉を取り出す器械がはじめて現れ、もっとも古い摘出器のひとつが一五三二年のケタム著『カレタヌス外科学』に描かれている。この器械は尖った螺旋キリを円筒に納めた真っ直ぐな棒からなり、円筒を創傷に入れて鉛玉をみつけたら、螺旋キリをね

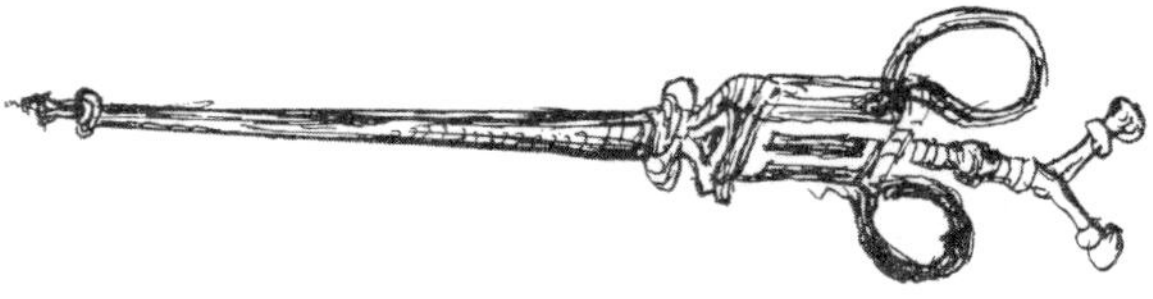

図65　パイプまたはカニューラに入った貫通子。スクルテトス（1674年）

じ込んで引き出す。同様な器械はスクルテトスも描いている（図65）。この器械はいろいろに改変され、そのうちのいくつかをアンドレア・デラ・クローチェが図に描いている。一五六四年にアンブロワーズ・パレは、この器械を**ティルフォン**と呼んだが、銃弾鉗子も用いていた。フランスの外科医は一九世紀までネジ式摘出器に固執した。

一六世紀以来、このネジ式摘出器のほかにもいろいろな鉗子が用いられていた。一五六三年にアンドレア・デラ・クローチェが描いた［Λ形］鉗子は、頭部が曲がり、銃弾をつかむために先端の内側が鋸歯になっていた。パレが使った［X形］鉗子は、直《ちょく》ツルノハシと呼ばれ、深い創傷から、散弾、甲冑《かっちゅう》の破片、骨片を取り出すのに勧められた。また、彼は肉の深部から銃弾を取り出すのに別型のカモノハシを勧めた（図66）。

一六世紀末頃、ナポリの外科医アルフォンソ・フェッリは、創傷から銃弾をつかみ出すため、先端に溝のある［Λ形］鉗子を開発した（図68）。この器械はアルフォンシヌムという名前で知られるようになったが、しばらくは受け入れられなかった。当時こう書かれているからである。「ツルノハシと呼ばれる器械を忘れてはならない。何かを引き出すのに最適で、老外科医にも若い外科医にも賞賛されているからである。やっとここに肢環を加え

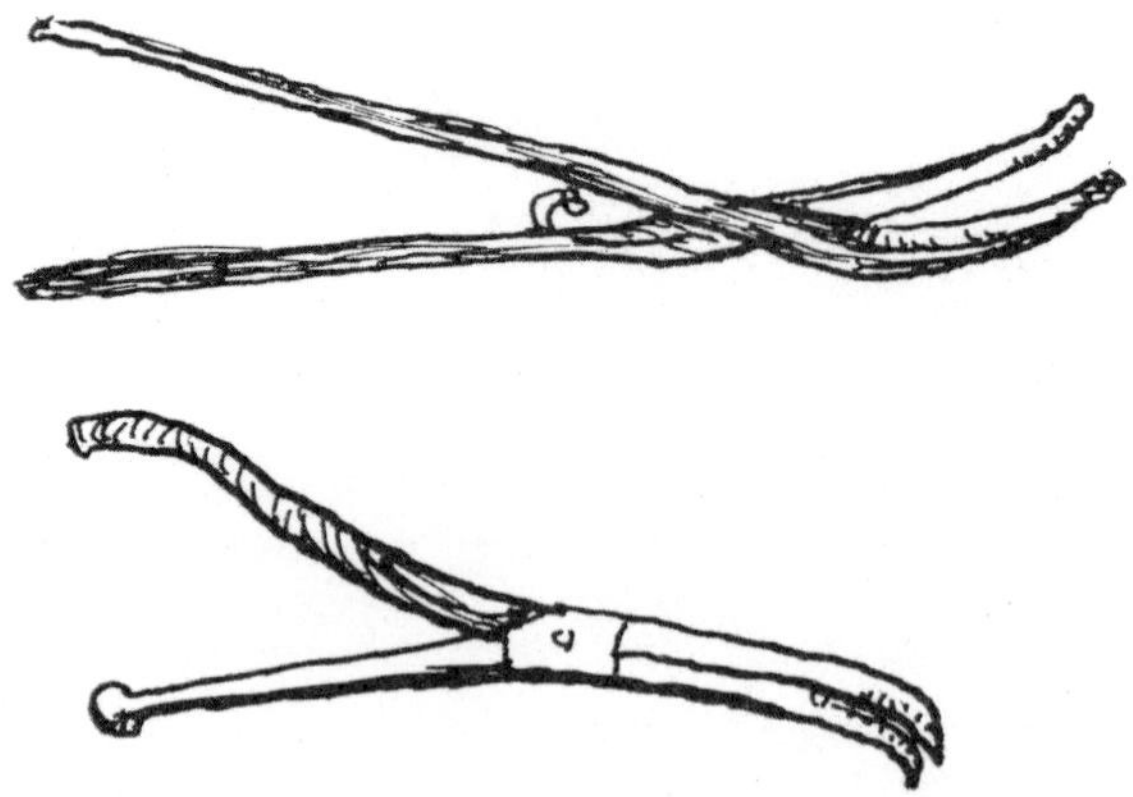

図 66　アンブロワーズ・パレが用いた銃弾鉗子（1585 年）

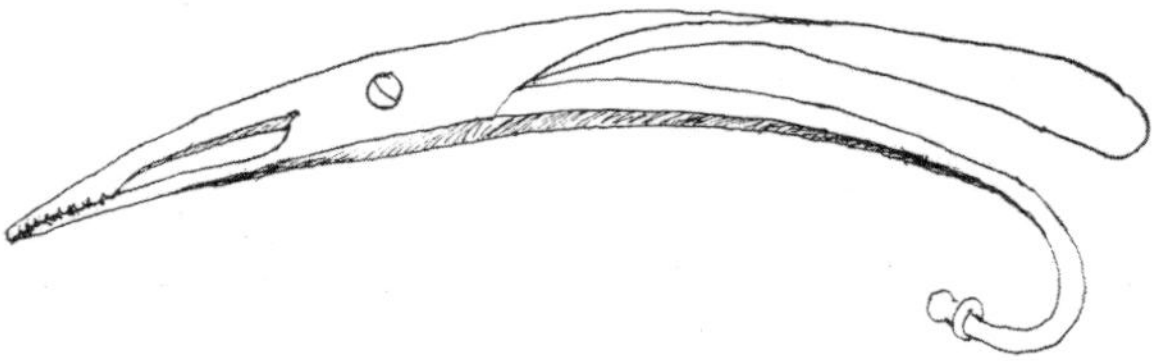

図 67　ゲルスドルフの銃弾鉗子（16 世紀）

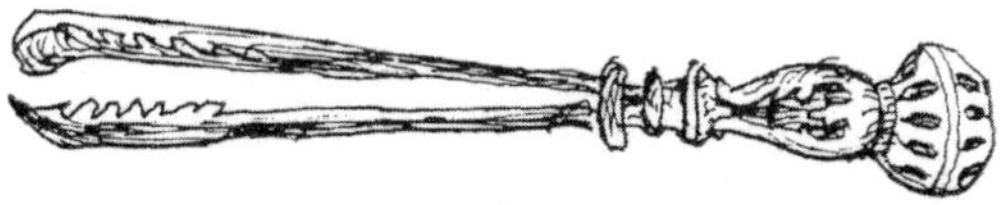

図 68　アルフォンシヌム［16 世紀］

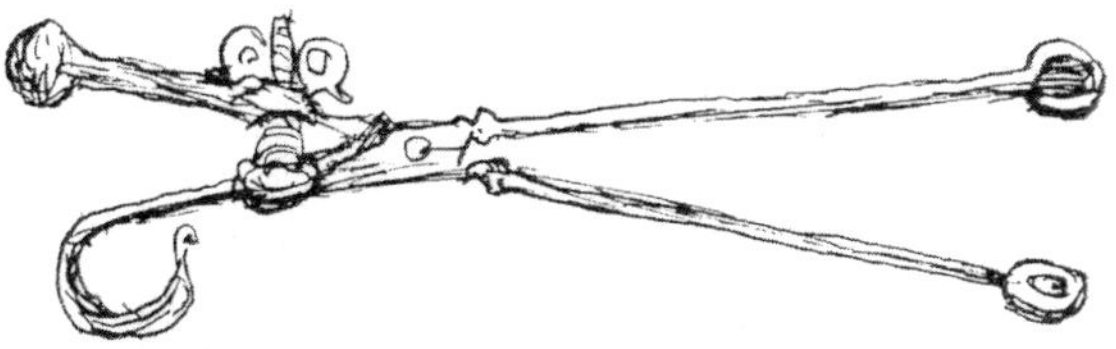

**図69**　スクルテトスのカモノハシ鉗子（1674年）

たので、うまい具合に手でしっかり握ることができ、創傷内の銃弾などの異物がみつけやすくなった」。アルフォンシヌムは、鋸歯のついた真っ直ぐな鉗子で、前後にすべる二つのスライド・リングがあり、目的物をみつけたら先端を閉じた状態に固定できた。

マッジが描いた銃弾鉗子は交差型で、真っ直ぐな隻肢の先端がサジ状になっており、銃弾をつかんで固定するため肢柄にネジがついている（図69）。ネジ式摘出器を円筒に通す器械も用い、柄のついた円筒に摘出器を通した。

一七世紀はじめにはこの型の銃弾摘出器［ティルフォン］が流行し、ファブリキウス・ヒルダヌスがいくつか描いている。

一六七四年にスクルテトスは著書『外科医の宝庫』で銃弾摘出器について「対象とする創傷と摘出物の種類によって用いる器械の型が異なる。鋭利な器械は銃弾に突き刺してつかみ出し、曲がった器械は銃弾の通路が真っ直ぐか曲がっているかに応じて用いられる。消息子で銃弾をみつけたらやっとこで取り出すが、創傷組織、動脈、静脈、神経を傷つけたりつかんだりしないように気をつけなければならない」と述べている。スクルテトスは、摘出物を探り出すまで、やっとこの先端を開いてはならないと警告している。

一八世紀に新型の銃弾摘出器が考案され、その中にはサヴィニーが考案したものもある。ルスピーニはアルフォンシヌムを復活させ、肢柄を三本にして用いたが、この型の銃弾摘出器には広げると有害なものがあった。そこで、産科鉗子(2)のような枢軸が用いられた。つまり、鉗子を二つの隻肢に分離し、まず一方の頭部を消息子や探索子として用い、銃弾をみつけたら、もう一方の頭部を挿入して二つの隻肢を嵌合する器械である。

一七九〇年、有名なナポレオンの軍陣外科医のひとりペルシー男爵は、これに似た器械を考案してトリビュルコン(3)と呼んだ。エコルトもこの型を改変した器械を開発した。その後、リュエルが銃弾をみつけて二つのフックでつかむ器械を考案した。フックは先端に凹みのある円筒に合わせてつくられ、円筒を回転させて銃弾を凹みにとらえた後、フックで銃弾が取り出された。

一九世紀のはじめ、サヴィニーが産科鉗子の枢軸を用いた銃弾鉗子を開発し、後にコクセターが摘出器を開発した。これに続くヴァイスの摘出器は、銃弾の後から押して肉床から起こす棒が取りつけられた。棒はバネで前方に押され、銃弾を取り出した。

ルトルファーは先端がサジ状の銃弾摘出器を開発し、半島戦争(4)とワーテルローの戦いでは消息子で銃弾を探してから鉗子で取り出す外科医が多かった。銃弾のカートリッジが開発された後、イギリス軍では一八五一年にドングリ形の銃弾が使われはじめた。

銃弾を探す古いやり方と比較するため、一九一六年にサー・ジェイムズ・マッケンジーが発明した銃弾を探す伝音消息子について述べておかなくてはならない。

この装置は伝音器からなり、その一端を受信器、もう一端を炭素板につなげて用いる。炭素版はあらかじめ食塩水で濡らした患者の皮膚に当てる。埋もれた破片が鉛、ニッケル、銅、鉄やその合金でできていれば、消息子が破片に接近するとカチッという音がする。破片に接触すると音は大きくなる。みつけたら異物の摘出をいつものように行う。

（1）**火器** firearms　火薬と火器は中国で発明されたが、一三世紀に戦争の多かったヨーロッパに伝えられて発達した。火縄銃は一五世紀はじめに発明されたので、一五世紀以前の銃創とはおもに砲弾の破片による創傷のことである。

（2）**産科鉗子** midwifery forceps　鉗子分娩に用いられる。鉗子を構成する二つの隻肢を別々に挿入した後、手元で両者を嵌合してこどもを引き出す。この鉗子は一六世紀はじめにチェンバレン一族が開発したが、長い間一族の秘密にされていたことで有名である。

（3）**トリビュルコン** tribulcon　この名前は三つの機能があることに由来する。二本の隻肢を嵌合すると鉗子になり、隻肢にネジ込まれた柄を外すと、一方の隻肢からティルフォン、他方の隻肢から鋭匙が現れた。

（4）**カートリッジ** cartridge　実包ともいう。銃弾と薬莢《やっきょう》がひとつになった弾薬筒のことで、一八三六年に開発された。イギリス軍は、一八四〇年代にそれまでの ball（球形の銃弾）から bullet（ドングリ形の銃弾）に変更し、クリミア戦争でドングリ形の銃弾を用いる新型銃を採用した。

# 第9章　瀉血と静脈切開の器械——ランセット、吸角器、乱切器

瀉血すなわち静脈切開［と乱切］は、未開人にも文明人にもいろいろなやり方があり、有史前から行われていたが、一八世紀末に全盛期を迎えた。

ヒルを意味する英語 leech には医者という意味もあった。このことは医者という職業が瀉血と深い関係があったことを意味している。原始時代には静脈を刺すのに自然界にある鋭いトゲが用いられたが、メキシコの原住民はリュウゼツランの葉のトゲを同じように用いている。静脈切開に用いられる器械が植物のトゲから火打石の剥片に替わるまでの期間は短く、さらに後世になると鉄や青銅の刃物が取って代わった。時代が進むと、ナイフやランセット[1]のほかに、吸角器や乱切器が瀉血に用いられるようになった。

ギリシアの神殿に奉納された大理石の浮き彫りには、古代に吸角法が行われていたという証拠がある。また、古代ローマの外科医が用いていた手術器械がポンペイで発見されたが、そのなかに瀉血用の青銅の吸角器がみつかっている（図70）。さらに、南アフリカや南海諸島の原住民は、ヒョウタンや小さなツノを吸角器に用い、血液を引き出したい部位にそれをかぶせ、先端に開けた小さ

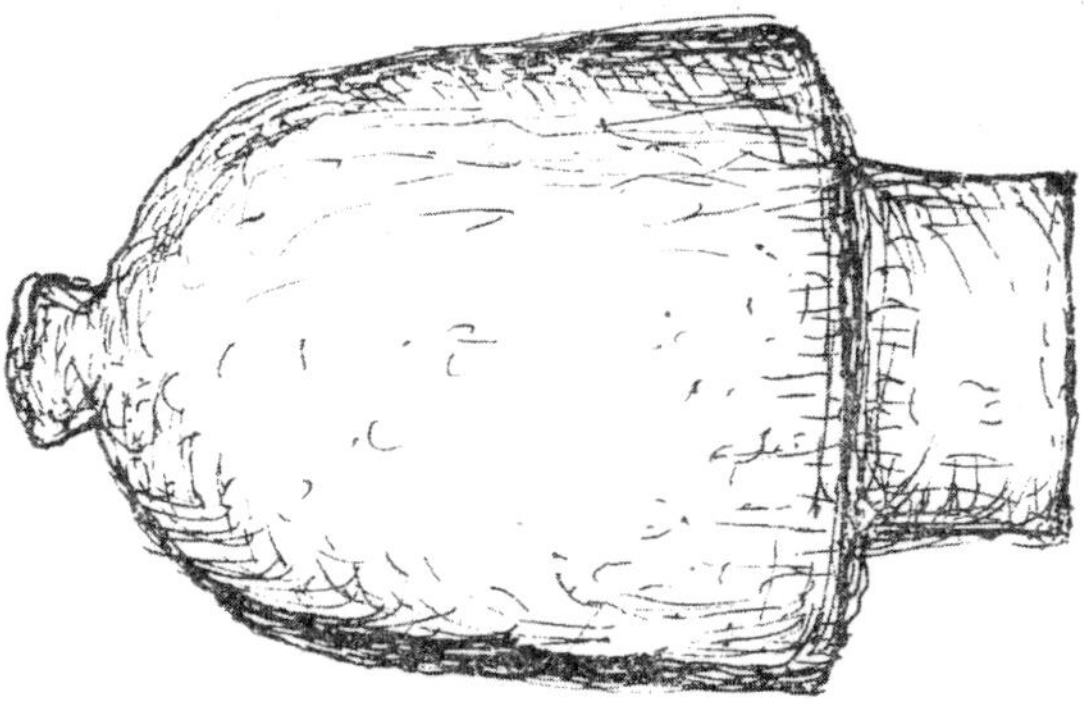

図 70　ポンペイで発掘された古代ローマの青銅製吸角器
（200 年頃）

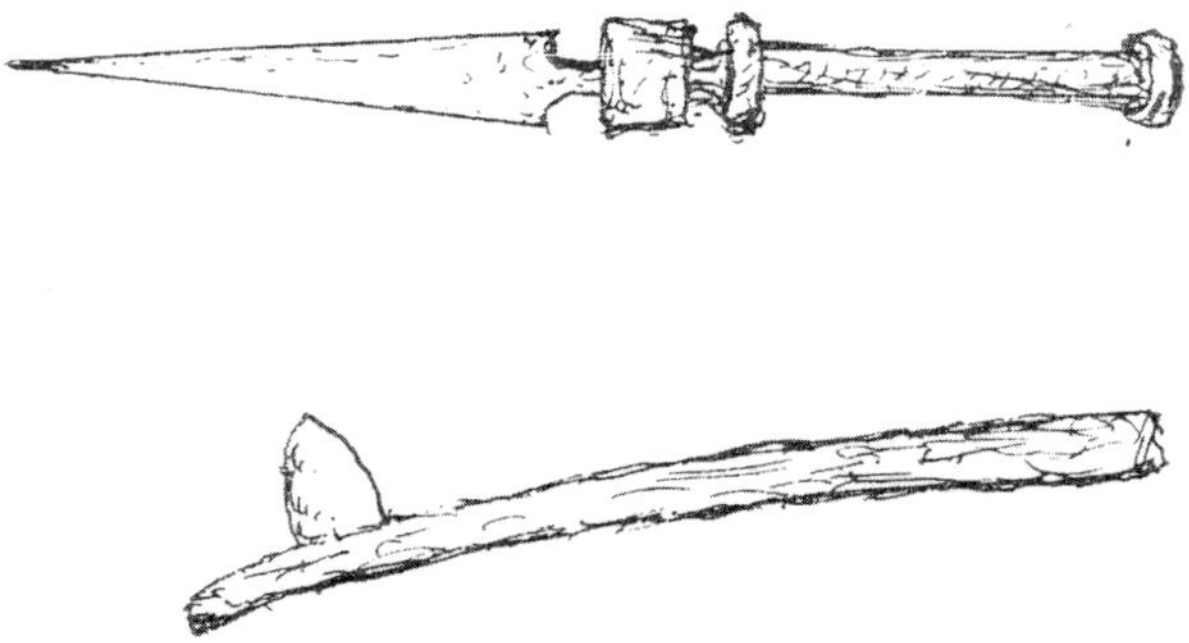

図 71　ポンペイで発掘された古代ローマの青銅製フリームとランセット（200 年頃）［図の上はランセット、下がフリーム］

な穴から空気を吸い出している。

古代ローマ人は吸角器のほかに瀉血刀を用いた。瀉血刀は刃先の短い両刃の刃物あるいは真っ直ぐな棒の先に歯のような突起をつけた刃物で（図71）、後者［フリーム］は歯茎に傷をつける現代[2]の歯肉ランセットに似ていた。彼らの吸角器にはツノ製のものもあった。

ケルススは[3]「静脈を切開して瀉血を行うのはめずらしいことではないが、ほとんどの病気の治療に行うようになったのは最近のことである」と述べているが、このことから、静脈切開は行われてはいたが、ふつうの治療には用いられていなかったことが分かる。しかし、彼のほかの記述によると、[4]湿角法と乾角法はよく行われていたようである。用いられた吸角器について、ケルススは次のように述べている。

> 真鍮の吸角器は、一端が開き他端が閉じている。ツノの吸角器も同じように一端が開いているが、他端にも小さな孔が開いている。亜麻布を燃やして真鍮の吸角器に入れ、この状態で吸角器の口を身体に当て、密着するまで押しつける。ツノの吸角器を用いる場合は、そのまま身体に当て、小さな孔のあるところから口で空気を吸えば同じように密着する。これが密着したとき、前もって皮膚を乱切してあれば、血液が引き出される。

ルキアノスによれば、ローマの近くでみつかった手術器械には、銀の吸角器と銀の瀉血刀（ラン

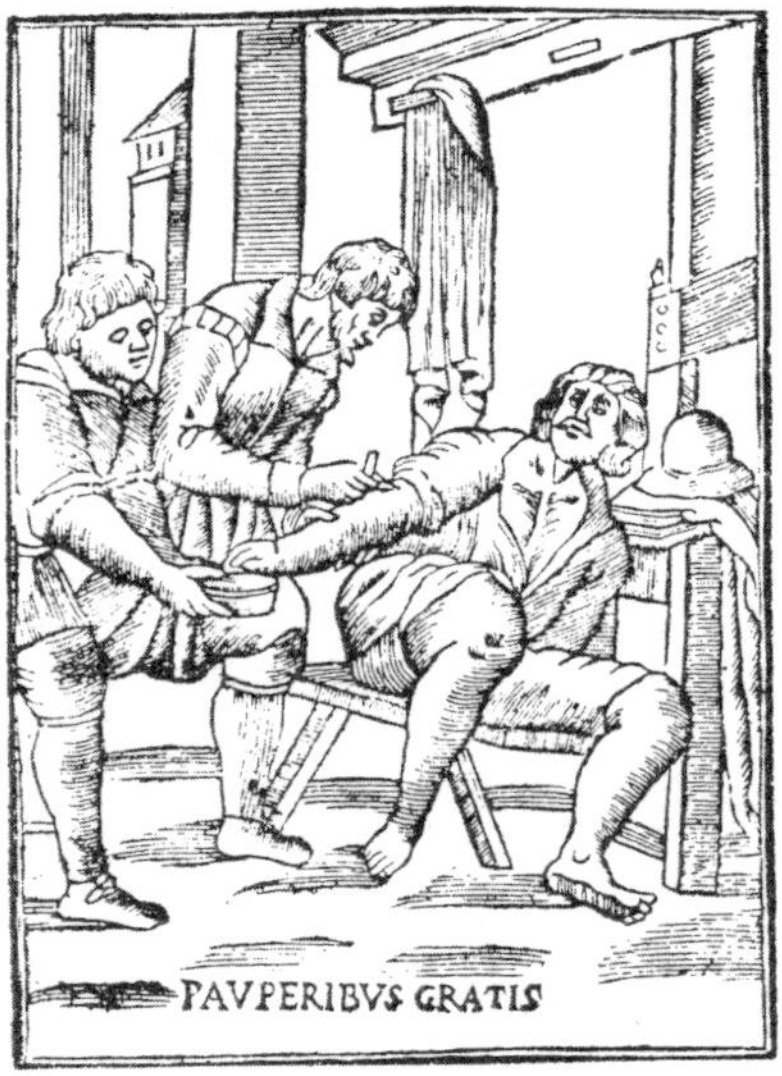


図72　瀉血される人
17世紀の木版画（1669年）

セットやフリーム）があるという。古代ローマの公衆浴場では、金属の吸角器が乾角法によく用いられた。一般に吸角師は、真鍮か青銅でできた金属の吸角器、ランプ、乱刺器からなる器械一式を携帯していた。湿角法を行うとき、吸角師は血液を集める部位に小さな切開を入れ、ランプに灯をともして吸角器の空気を消費し、その吸角器をかぶせて圧迫した。乾角法を行うときは、皮膚を切開せずに吸角器を当てた。

　ギリシアの一部やマルタなどの地中海の国では、瀉血弓と呼ばれるおもしろい器械が用いられていた。石弓に似た形で、刃先が真っ直ぐなフリームのような刃がついていた。それは引き金で動かし、柄を押すと前方に飛び、目的の部位

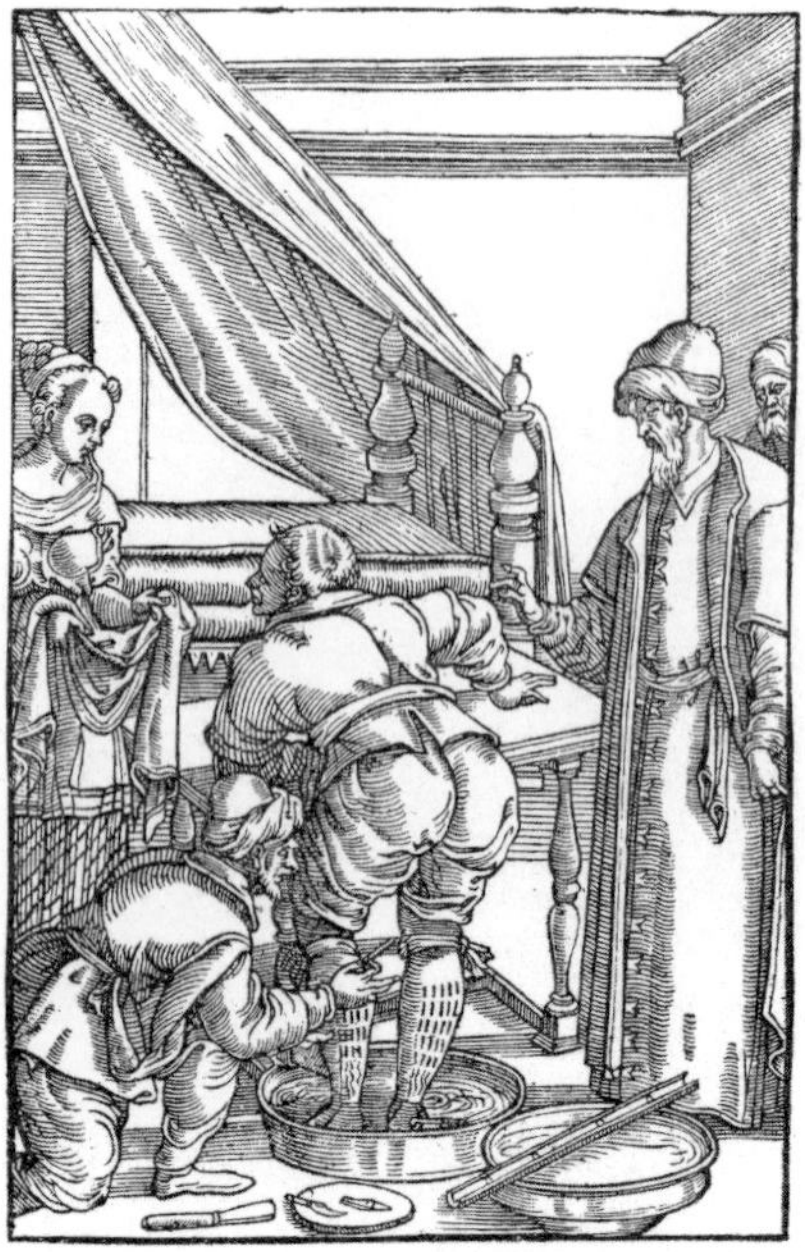

図73　16世紀の瀉血の木版画［アルピニの『エジプトの医学』1591年より］

に刺さる。ウェファーによれば、パナマあたりでは似たような弓の形をした器具が使われているという。

一一世紀の『アングロサクソン治療書』には瀉血に関する記述が多く、瀉血刀、ツノの吸角器、乱刺器が用いられていた。また、瀉血を行う時期が重視されていた。

麻痺の症例にまず行われる治療は次の指示に従って処方された。

傷が悪くなれば、日没後に頸部を乱切してガラスかツノの吸角器を当てなさい。採取した血液を黙って流水に注ぎ、三度ツバを吐きかけ、「こ

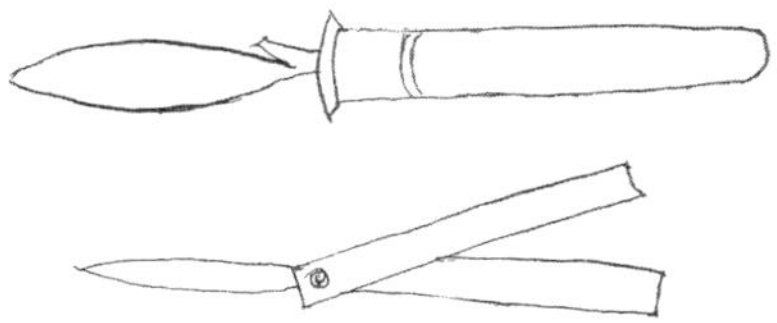

図74　ランセット（16世紀と17世紀）

れを治し給うことなかれ」と唱え、そこから立ち去りなさい。清浄な家路にもどりなさい。どの道も黙って行きなさい。

『バルド治療書』によれば、患者に瀉血を施すには特別な時期があり、瀉血の傷は次の方法で止血しなければならないという。すなわち、

瀉血は収穫祭（八月一日）より前の一五日間は控えるべきである。その後の三五日間は邪悪なものが飛び交って人を傷つける。もっとも賢明な治療書の教えによれば、その月に薬は何も飲んではならない。必要なければ身体によくないところで瀉血してはならない。この月の昼間は家の中にいたほうがよい。大気つまり空気が濁って不純だからである。ひと月を五日ずつ六つに分け、瀉血はどの時期に控えるべきか、どの時期が最適かを明らかにしよう。

治療書によれば、瀉血は、五日目、一〇日目、一五日目、二〇日目、二五日目、三〇日目に行ってはならず、その間に行わなくてはならない。冬に飲んだ有害な液体は四旬節の初期、とくに四月一日に集積するので、この時期ほど瀉血によいときはない。

瀉血の傷が腐敗したら、ゼニアオイの葉を水に入れて煮込み、葉の下部を打ち砕き、傷に載せなさい。切り傷から流れ出る血を止めたければ、ヤカンのススを取り、すりつぶして細かい粉にし、傷の上にかぶせなさい。また、ライ麦と大麦を取り、燃やして粉にしなさい。瀉血の傷の出血が止まらなければ、新鮮な馬糞を取り、日干しにするか火で乾かし、すりつぶして完全に粉にし、この粉を亜麻布に厚く塗り、一晩包帯で固定しなさい。静脈出血が止まらなければ、流出した血液を取り、熱い石の上に載せて乾かし、すりつぶして粉にし、その粉を静脈にかぶせ、しっかり包帯しなさい。瀉血のときに神経を切ったら、ロウ、樹脂、ヒツジの脂を混ぜ合わせ、布に塗って切ったところに当てなさい。

一四世紀と一五世紀には、医者の修業に占星術[5]が重要な役割を果たした。多くの人が定期的に瀉血し、惑星の位置がよいときに行うことがもっとも大切だった。修道院では、[6]修道僧が瀉血をよく行い、彼らの写本には切開すべき静脈と瀉血によい時期が図で説明されていた［図75］。

一五世紀の写本には「血液の放出」に次のような規則が定められている。

　月が双子座にも双児宮《そうじ》にもないとき、足を瀉血してはならない。月が磨羯宮《まかつ》にないとき、両足を瀉血してはならない。月が宝瓶宮《ほうへい》にないとき、足を瀉血してはならない。瀉血にもっと

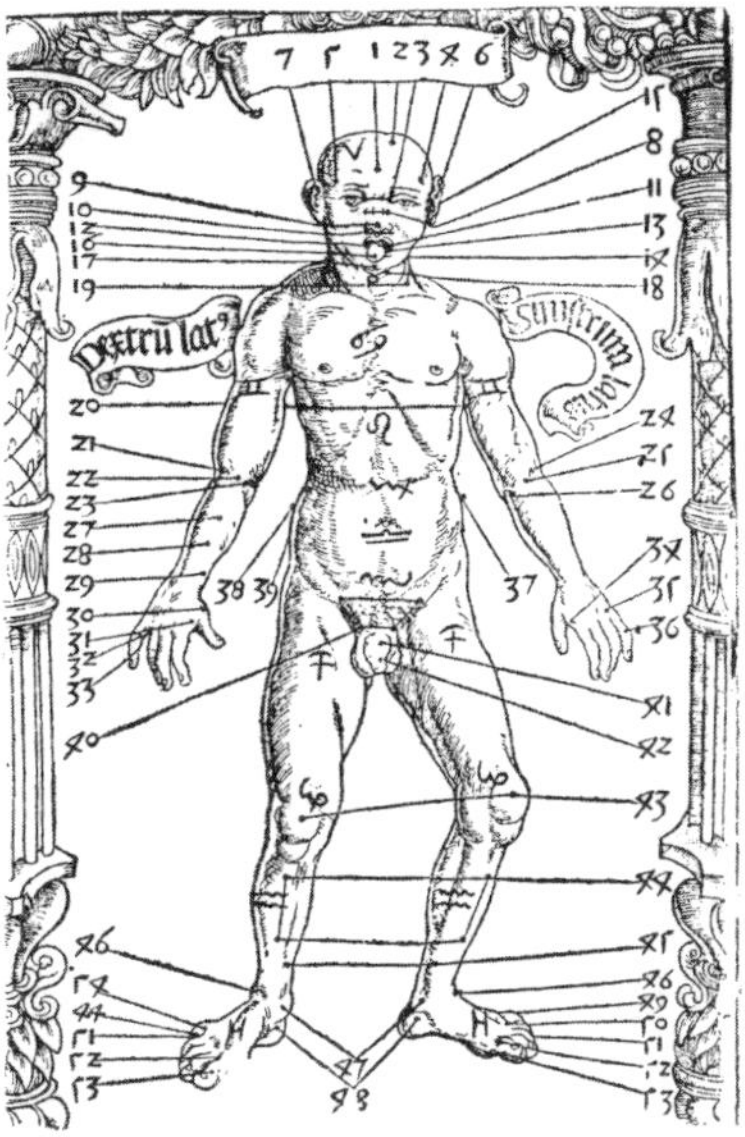

**図 75**　黄道宮と月に応じた瀉血に適した静脈（［シュテフラー著］『新ローマ暦』1522 年）

もよい時期は、月が白羊《はくよう》宮にあるときである。木星や金星の時期に瀉血してはならない。七月半ばから九月半ばまで、および霜も雪もないときは瀉血してはならない。

プトレマイオスは身体の特定部分を司る黄道宮に月がいるときはその部分で瀉血しないようにと外科医に警告し、「月が占拠している黄道宮が司る身体の部位を鉄で貫いてはならない」と忠告したが、この記述には中世の医学と外科学への占星術の影響が現れている（図76はどの時期に身体のどの静脈で瀉血すべきかを示している）。

一四七四年に［イギリスで最初の印刷業者］キャクストンがつくった詩は

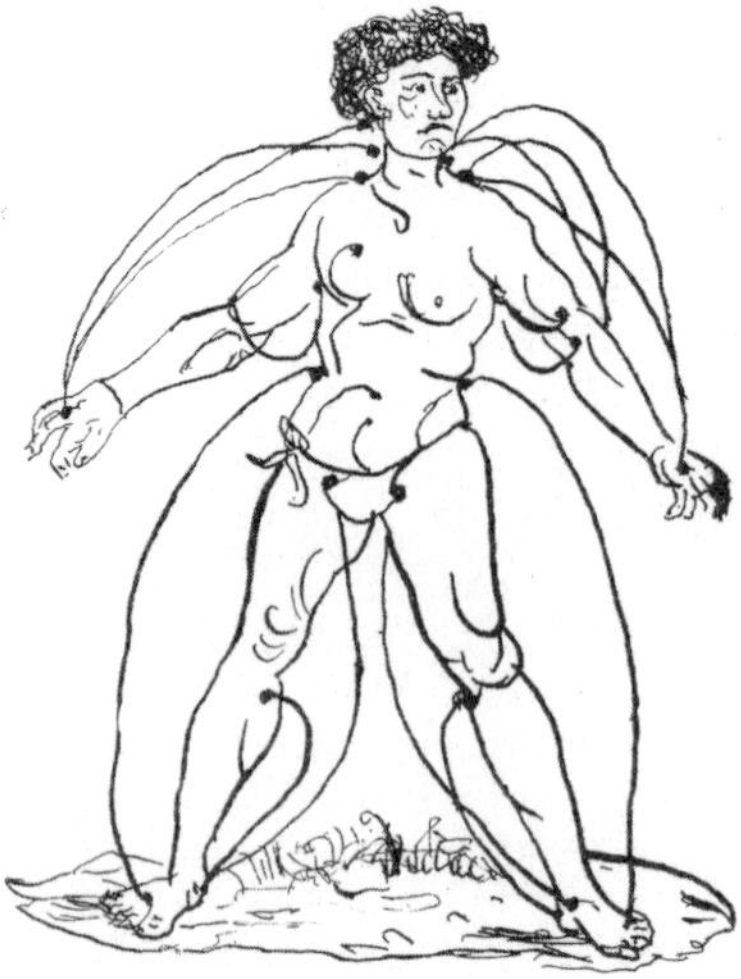

**図 76**　瀉血に適した静脈を示す図
（1552 年の写本）

ランセットという英語が現れる最初の英語文献と考えられ、その一節に「彼は切るのにナイフとランセットを用いた」とあり、一五世紀にこの器械がランセットという英語で知られていたことが分かる。また、一五五二年にハロウトが［著書の羅英辞典で］「フリームと呼ばれる器械による瀉血」と述べている。フリームも一五世紀と一六世紀に静脈切開の器械に用いられた英語だが、フリームという英語は後に歯肉ランセットの形をした器械に用いられるようになり、現在は獣医学に用いられる器械の用語として残っている。

一七世紀のロンドンの売春宿には吸角師がよく出入りしたが、当時のビラによると、彼らは「旧法は二シリング、新法は六シリングで」吸角法を行っていた（図77）。新法とは乱切器を用いる瀉血のことで、短い刃が何枚もある箱形

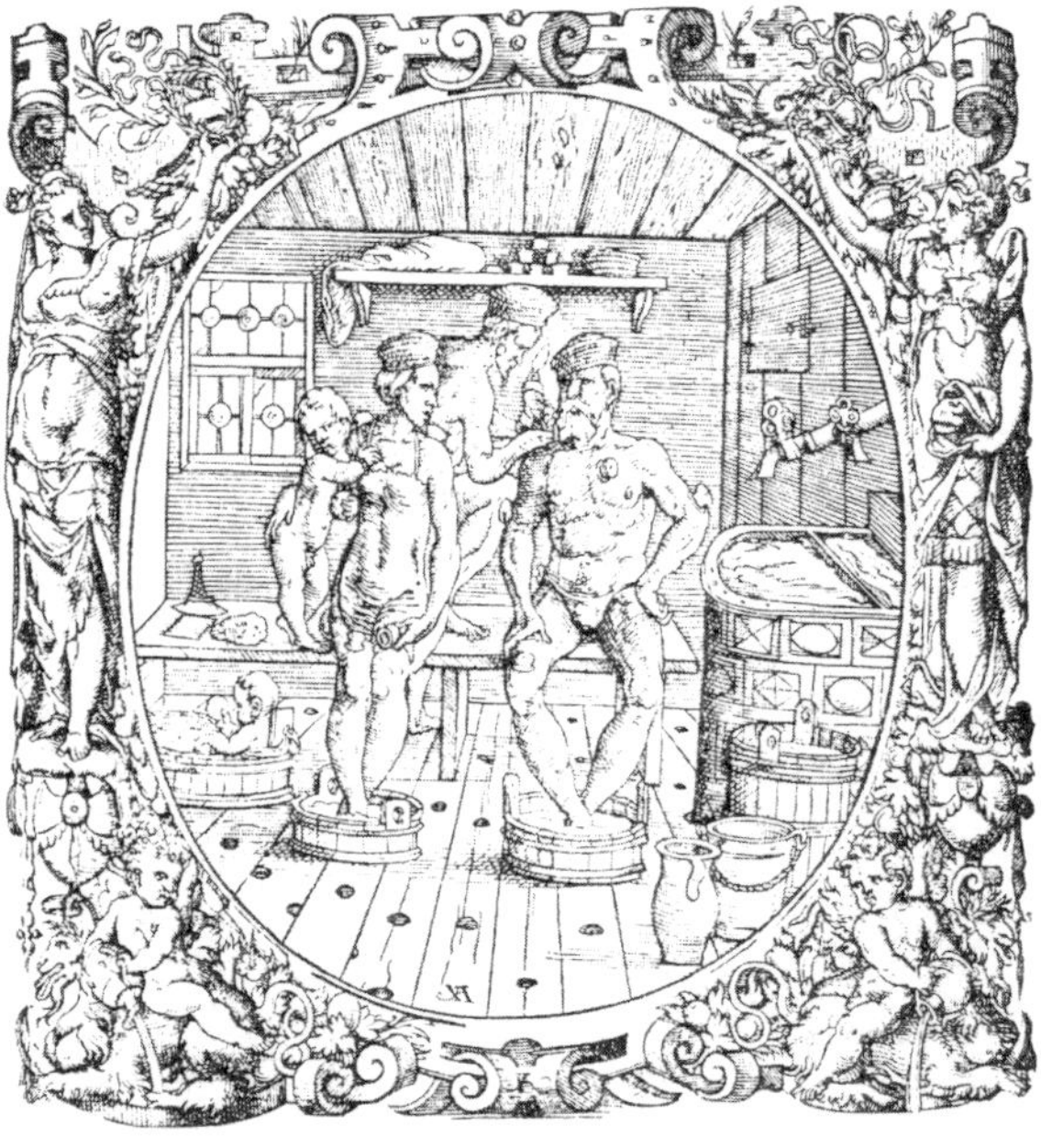

図77　入浴後に行う吸角法。ヨスト・アンマンの版画（1565年）

のその器械は一七世紀末頃に普及した（図78）。銀か真鍮の箱で四角いものが多く、六本から一二本の鋭い小刃が固定されており、切先が少し曲がり、バネと引き金で動くようになっていた。刃が引っ込んだ状態で器械を皮膚に押し当て、引き金を引くとバネで刃が飛び出し、約八分の一インチの深さまで肉を貫いた。

後にドイツの外科医が発明したシュナッパーと呼ばれるフリームは、小さなバネのある刃が一個あり、乱切器と同じ原理で飛び出し、目的の静脈を貫いた。一七世紀と一八世紀のイギリスには吸角師を商う男女がいたが、今日のフランスにもそういう人々のいる地方がある。

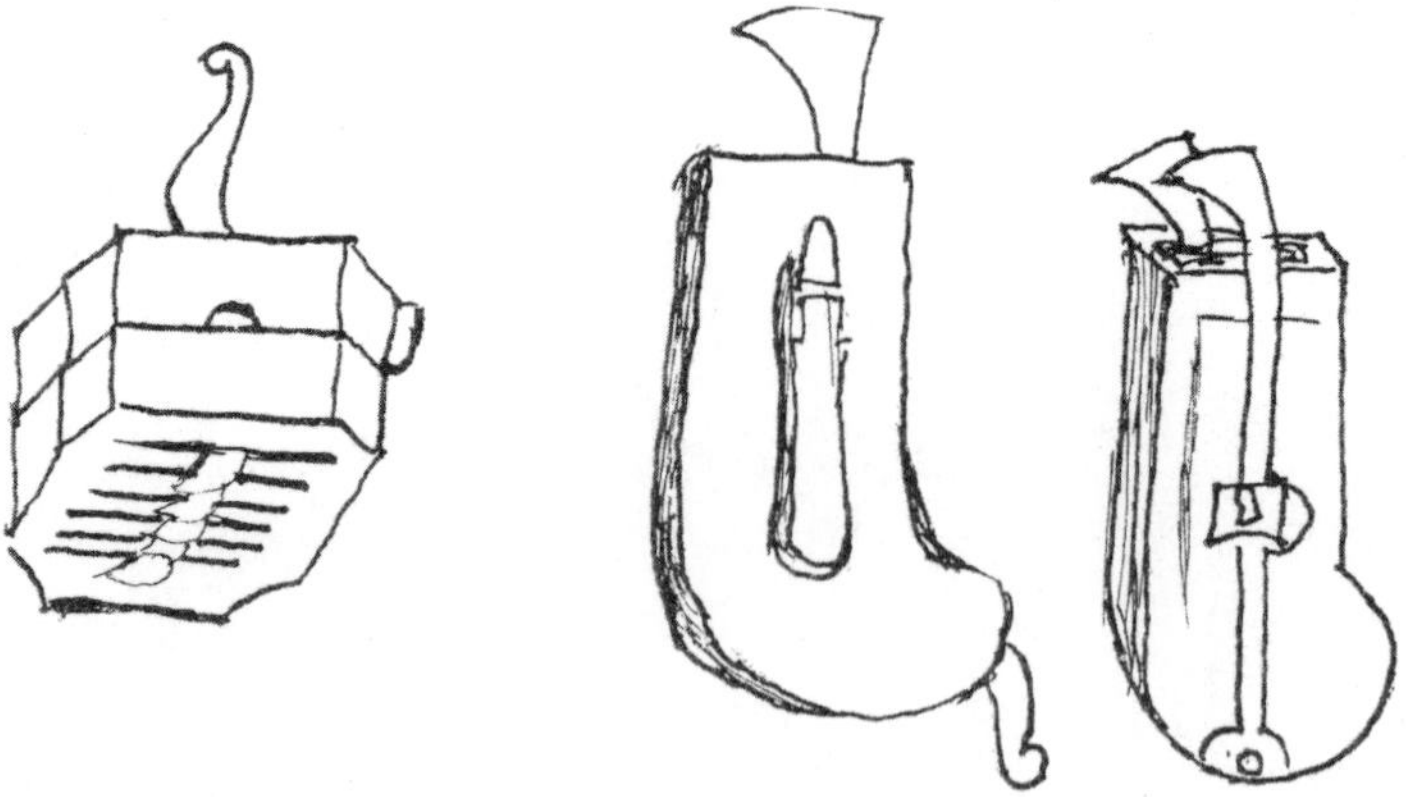

図 78　乱切器と飛び出しフリームのシュナッパー（17 世紀）

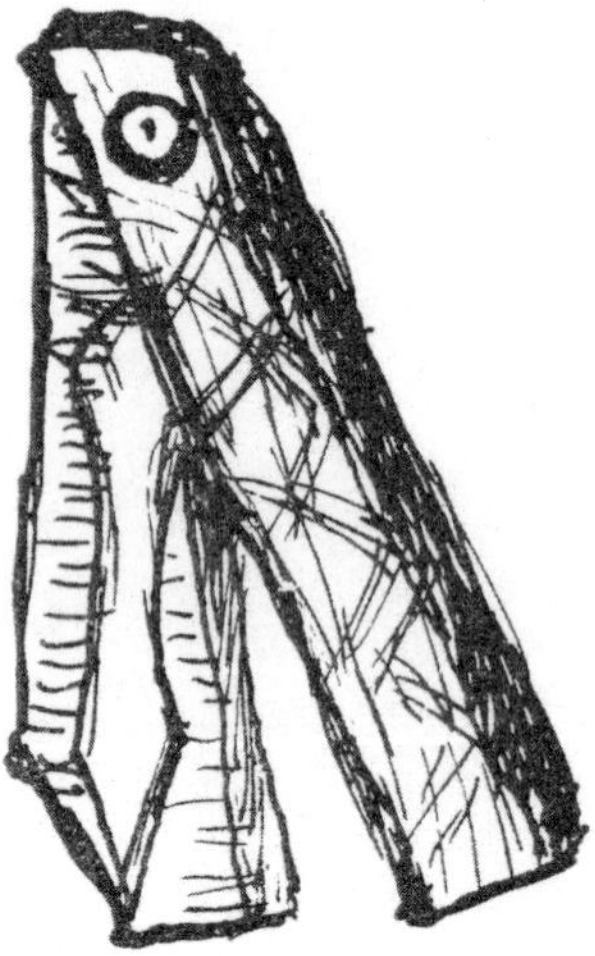

図 80　17 世紀の写本にあるランセット

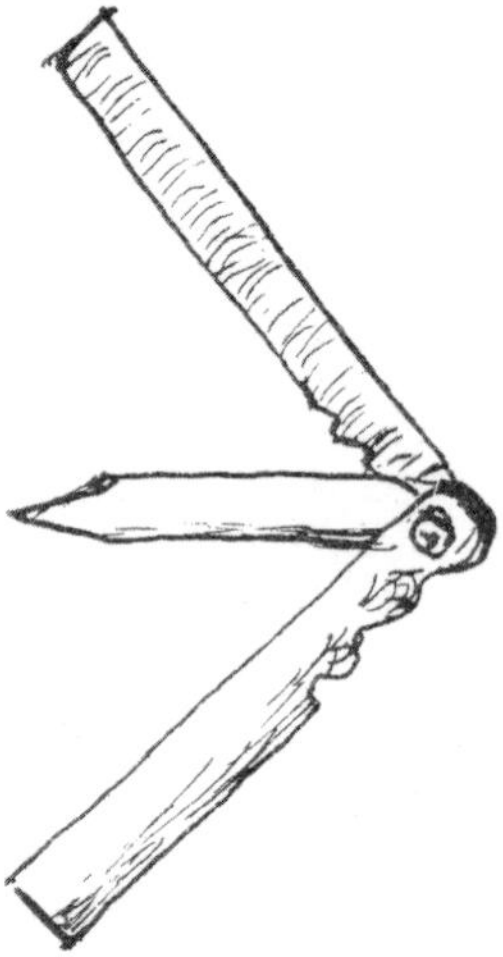

図 79　17 世紀のランセット

一八世紀のジョージア朝は、瀉血があらゆる疾患に行われ、瀉血の絶頂期にあった。多くの医師は、いつでも瀉血が行えるように、三本から六本の小さなランセットの入った平たい銀の小箱をベストのポケットに入れて持ち歩いていた。

かつて行われた簡単な調査によると、ランセットの形は紀元後数世紀から現在までほとんど変わっていないことが明らかになっている（図79、80）。

（1）**ランセット** lancet　古代ギリシア・ローマで瀉血刀と呼ばれていた器械からランセットとフリームが生まれた。ランセットという英語は一五世紀、フリームは一六世紀に現れる。ランセットはフランス語 lancette に由来し、小刀ではなく小槍を意味している。フリームはラテン語 flevotomium すなわち瀉血刀 phlebotomus に由来する。刃渡り約5センチの尖った両刃の薄い刃物で、槍と同じように突き刺して用いる。**図71**を参照。

（2）**歯肉ランセット** gum lancet　生えるのが遅れている歯の萌出をうながすため、歯冠の上の歯肉 gum を切るのに用いられるランセット。

（3）**瀉血** bloodletting　瀉血に関するケルススの説明は『医学論』第2巻にある。

（4）**湿角法と乾角法** wet and dry cupping　皮膚を傷つけないで吸引する方法を乾角法といい、皮膚を傷つけた後に吸引する方法を湿角法という。

（5）**占星術** astrology　黄道一二宮と七天体との位置関係が人間の営みに影響すると考える占術。七天体とは日月と五惑星（水金火木土）で、これらが一年間に天空をめぐる軌道はほぼ同じである。とくに太陽の軌道を黄道といい、黄道を中心とする帯状の領域を一二等分した区画を黄道宮という。黄道一二宮の名前はそれぞれの区画にある星座に由来する。黄道一二宮と七つの天体はそれぞれが支配する身体器官があると考えられていた。

（6）**修道僧が瀉血** the monks were bled　聖職者は健康を維持するため年に最低二回はお互いに瀉血を行っていた。ところで、聖職者はいつも頭を丸めていたので、修道院には理髪師が出入りしていた。一二世紀に聖職者が手術することを教会が禁じたとき、理髪師が聖職者の代わりに瀉血を行うようになった。これが理髪外科医のはじまりといわれている。

# 第10章　ターニケット

紀元前の原始的な外科で行われていた開放創の止血法は、おもに何か吸収性の物質を当てて創傷の表面を閉鎖することだけだった。『アングロサクソン治療書』[1]によれば、切り傷の出血を止めるために行われたことは、ヤカンのススを取り、すりつぶして細かい粉にし、傷の上にかぶせることだった。ほかの方法は「ライ麦と大麦を、燃やして粉にする。あるいは、新鮮な馬糞を取り、日干しにするか火で乾かし、すりつぶして完全に粉にし、この粉を亜麻布に厚く塗り、一晩包帯で固定する」ことだった。さらにこの治療書は「静脈出血が止まらなければ、流出した血液を取り、熱い石の上に載せて乾かし、すりつぶして粉にし、その粉を静脈にかぶせ、しっかり包帯する」と述べている。

しかし、古代ローマ人は収斂剤の化学作用を知っていたし、ケルススはその時代に止血に使われていた薬物の緑礬《りょくばん》、焼き鉛、石灰石、酢、鉄や銅のサビについて述べている。ポンペイの発掘品にこれらの薬品の実物がみつかった。

アルブカシスの著書からアラビア人が加熱焼灼を行っていたことが分かる。後世の軍陣外科医は一六世紀まで切断術後に熱油を用いていた。

法皇ユリウス二世の外科医ヴィゴーのジョンは、銃の火薬によると思われる毒を消すため、創傷に熱油を流すことを勧めた。その頃までの外科医はみな、銃創は火薬の毒に侵されており、この毒を消すのは熱油だけだと教えた。

この野蛮な治療はアンブロワーズ・パレの時代まで続けられた。パレは、ヴィレーヌ城の戦いでフランス軍に従軍し、「昔から用いられていた」卵黄、バラ油、テレビン油の混合物には銃創を治療する効果があるかもしれないと思いついたが、そのうえこの混合物は疼痛と炎症を起こさないことを発見した。

一五五二年のダンヴィリエの戦いで、パレはもう一つの発見をした。士官の足を切断し、烙鉄を使わず結紮で止血を行った。結紮止血を行ったのは彼が最初ではなかったが、切断術の止血に使うことは彼の発見だった。

それから一世紀以上も後の一六七四年、モレルはブザンソン包囲戦で負傷兵の止血にはじめてガロットを用いた。(2) この道具は一本の帯からなり、パッドを使わず、帯の輪に棒を通してねじることによって緊縛するものだった（図81）。

一六七八年にプリマスのイギリス海軍外科医ヤングも切断術にガロットを用いたと報告し、その使い方を小冊子に解説している。彼は「固く丸めた亜麻布を血管の上に置き、患肢に巻いたタオルでこれを押さえ、タオルの両端を結ぶ。次にタオルを小さな棒かベッド柵の棒で「ねじって」きつ

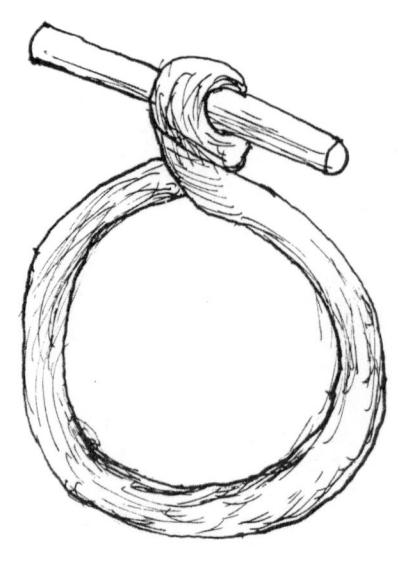

図81　モレルのガロット［1674年］

くする」と説明している。

ツィティエはこの道具を改良し、ラックとクリップの仕掛けを開発し、帯をねじるのに棒ではなく柄を用いた（図82）。

一八世紀のはじめには巻軸式の圧迫器が開発された。[3]しかし、一七一八年にパリの代表的な外科医ジャン・ルイ・プティがネジ式の圧迫器を発明し、新時代が訪れた。彼はこの器械をターニケット[4]と名付けた。一七一八年、プティはフランス王立科学アカデミーでその器械は動脈だけを圧迫すると説明した。

このネジ式ターニケットは、動脈だけを圧迫するというだけではなく、助手が不要になるとプティは説明した。また、結紮止血されていない血管の有無は圧迫を弱めるだけで確認され、出血があればすぐにネジを締めればよいと解説した。

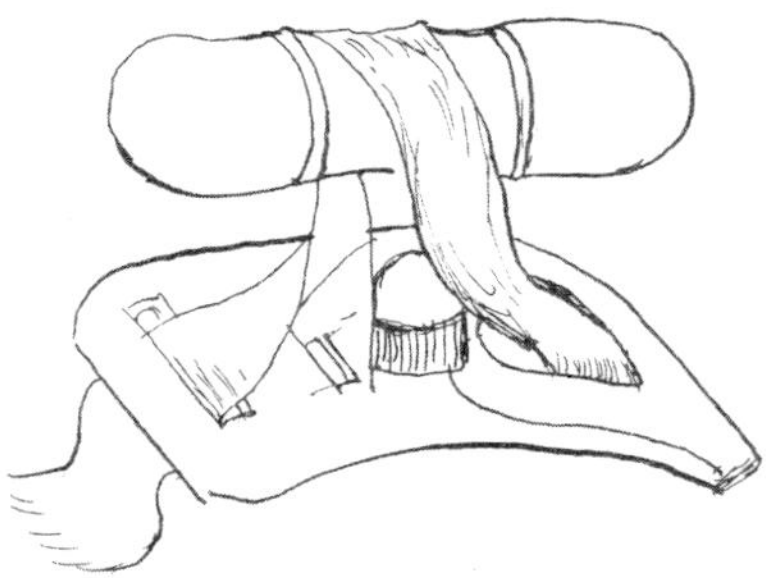

図82　ツィティエのターニケット［包帯を通す皮革片に柄を固定した］

当初この器械は反対され、一七九六年にクナウアが巻軸式のターニケットを開発したが、プティ［のネジ］式はほかのターニケットよりすぐれていた（図83）。

一七九五年にエールリッヒが動脈圧迫器を開発し、その一年後にサヴィニーが描いたガロットは棒の代わりに柄でねじる仕組みだった。

一九世紀はじめにパラスは帯を締める歯車機構と柄のついた［巻軸式の］ターニケットを考案した。フリークがこれをさらに改良したが、巻軸式は不完全な器械とみなされ（図84）、一八一九年にアッシャー・パーソンズがネジ式を復活させた。木製だったプティの原型を真鍮に替え、ペレがさらに改良して圧迫子の回転を防ぐ止めピンをつけた。ネジの巻き戻しが簡単になり、一九世紀半ばには帯はバックルで固定されるようになり、クリミア戦争のときイギリス軍に用いられた。ターニケットの帯の固定法について少し補足すると、バックルによる固定法が採用されるまで、ルトルファーの勧めたリングによる固定法が広く用いられていた。

リスター卿が若い頃、［下肢切断術を行う］外科医には腹部ター

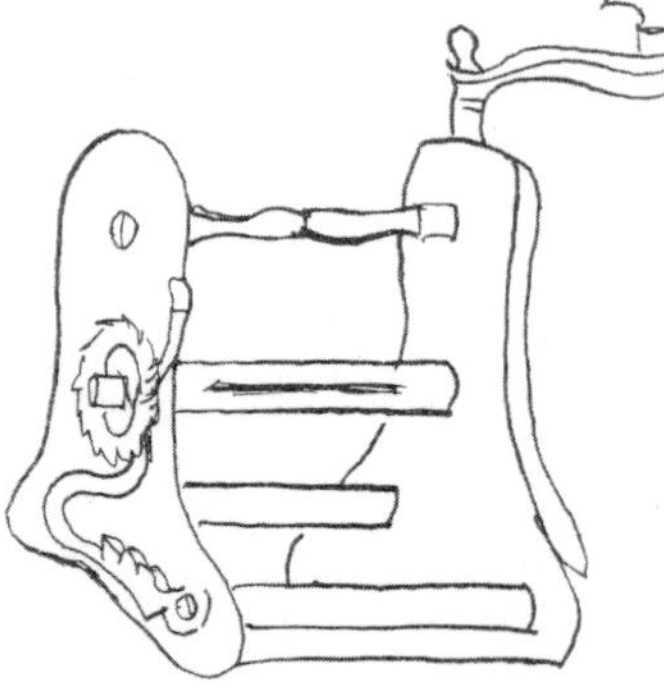

図 84　フリークのターニケット［19 世紀］

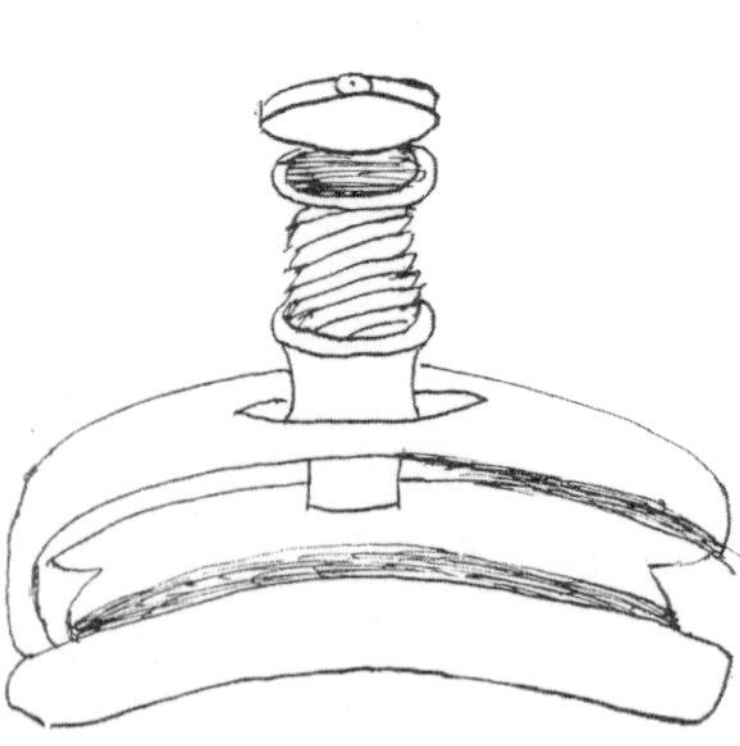

図 83　プティの木製ターニケットの初期型（18 世紀）

ニケットがきわめて重要と考え、その研究に没頭した。一八六〇年頃までにつくった器械は完全なものではなかったので、その欠点を改良しようとした。

最初の作品は、患者の腰に回せる半円形の平たい鋼のバーからなり、その両端の部品は分離できるようになっていた。上端には穴の開いたボールがついており、穴には鋼の円柱がネジ込まれていた。円柱の上端は平たい卵円形のつまみになっており、下端はシャミ皮で包んだパッドのついた鋼の円盤になっていた。このパッドで大動脈を圧迫した。鋼のバーの下端は真鍮の管が回るようになっていた。この管は真鍮の板と蝶番になっており、この板に卵円形の鋼の板がネジで固定され、鋼の板についたパッドで腰を圧迫した。この管は伸び縮みした。

二番目の作品では、腰パッドを板にしっかり固定し、その板に窓を開けた。大動脈パッドの円柱は玉継手《たまつぎて》にし、本体のバーを太くした。

三番目の作品では、本体のバーに対して腰パッドを横にしたが、きわめて具合のよいことに気づいた。しかし、リスターはまだ満足せず、四番目の作品を完成品とみなした。腰パッドの横バーを太い丈夫なものにし、その動きを強力にした［結局は、腹部ターニケットが腸管をよく損傷したので、リスターは危険と考え使用を断念した］。

　リスターの腹部ターニケットは、イギリス王立外科医師会博物館の器械コレクションで、四段階の作品をみることができる。

（1）**止血法** arresting of haemorrhage　第2章の訳注（3）を参照。
（2）**ガロット** garrot　おもにスペインで使われていたという拷問用の首を絞める器械。犠牲者の首にかけた針金の輪に棒を通し、棒をねじると犠牲者は窒息する。棒のねじり具合で締めつけの強さを調節できる。
（3）**巻軸式** axle type　**図84**を参照。四肢に巻いた帯を器械中央の巻軸のスリットに通して巻き上げる方式。これに対し、プティのネジ式 screw type は、四肢に巻いた帯で器械本体を安定させ（**図83**は帯が描かれていないので分かりにくい）、本体の圧迫子をネジで押し込む方式。
（4）**ターニケット** tourniquet　ターニケットは「回す」という意味のフランス語 tourner に由来する。四肢の根元を圧迫する器械で駆血帯と訳されている。しかし、駆血はエスマルヒの künstliche Blutleere の訳語であり、四肢全体を圧迫して虚血状態にすることを意味するので、動脈だけを圧迫するターニケットは駆血帯とはいえない。

# 第11章　トロッカー

トロッカー(1)と呼べる器械は昔からあるが、トロッカーという英語は一八世紀までなかった。古代ギリシア人は腔水症(2)《くうすいしょう》の身体から水を抜く方法を知っていたが、その目的に使われる特別な器械については記録を残さなかった。ポンペイの遺物にある青銅の器械から、紀元後初期のローマ人が水を抜くために現在のトロッカーに似た器械を使っていたことが分かる（図85）。

ケルススはその手技を次のように長々と説明している。

ほか(3)のところで述べたように、腔水症の患者はその水を抜かなければならない。ここではそれを行う方法について述べなければならない。

ある人々はへその下およそ四横指(4)《おうし》くらいのところの左側でこれを行う。またある人々はへそそのものでこれを行う。ある人々は外皮を焼灼した後に腹部を切開する。なぜなら、火による傷はあまり早く癒着しないからである。

器械を挿入するときは血管を傷つけないように細心の注意を払わなくてはならない。また、

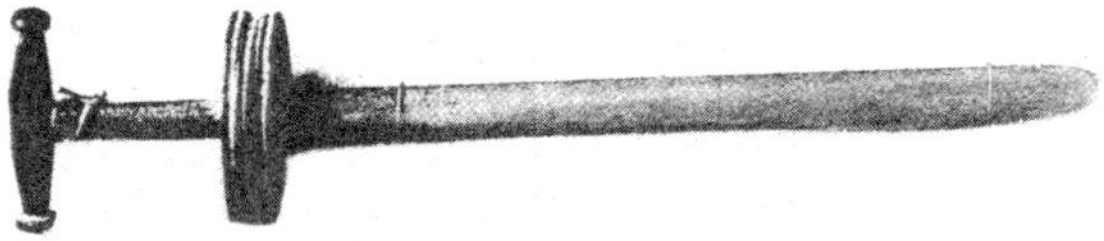

**図85** ポンペイで発見された古代ローマの青銅トロッカー（200年頃）［太さ6.5 mm、長さ12 cm、鍔の直径2.5 cm］

器械の幅はほぼ中指の太さが必要である。そして肉と内部を分けている膜も貫通するように器械を挿入するとよい。

鉛か銅でできた[5]カニューラか、体腔にすべり落ちないように中央に輪状の鍔《つば》のついたカニューラを穴から挿入する。後者を使うとき、器械の挿入される部分は、腹膜より深く入るように穴の外に残る部分より長くなければならない。こうして体液を排出し、その大部分を引き出したら、皮膚を焼灼していなかった場合は、亜麻布の切れ端とともにカニューラを残したままにする。

その後の数日間に三ヘミナ［約七五〇ミリリットル］排出させ、体液が少しも残らないようにする。

しかし、外皮を焼灼していなかった場合でも、すぐにカニューラを抜き、傷の上に濡らした海綿を固定する人々がいる。その場合は次の日に再びカニューラを挿入し（傷を少し引っ張るだけで簡単に挿入できる）、体液の残りを排出する。彼らはこれを二回行えば十分だと考え、それ以上は行わない。

一〇世紀のアラビアの外科医アルブカシスは、柄に溝のある単純な探

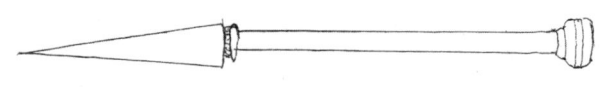

**図 86**　アルブカシスの写本にあるトロッカー（12 世紀）

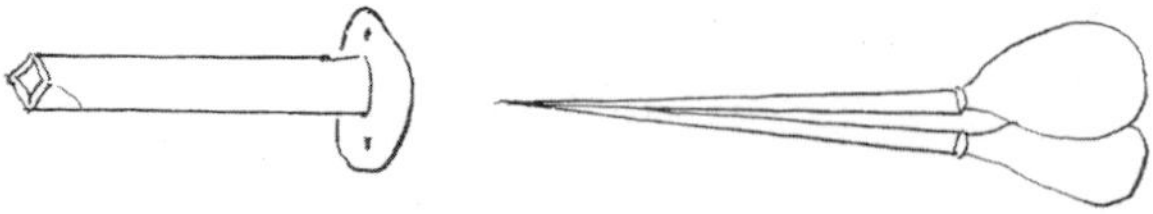

**図 87**　スクルテトスが描いた［柄が二股で］先端部の断面が三角形の針と［鍔のある］パイプまたはカニューラ（1674 年）

索針について述べている（図86）。アエギナのパウロスも腹水の排出について述べ、ローマ人は青銅のカニューラを使ったと述べている。

一六七四年に英訳されたスクルテトス著『外科医の宝庫』には、当時用いられた器械は「角《かど》が三つある小さな針と出っ張りのついたパイプからなり、腹水患者のへそと陰嚢水腫の陰嚢に穴を開けて水を排出させた」と書かれている（図87）。器械はパイプの「鍔」［出っ張り］まで押し込まれた。細いパイプを出っ張りまで押し込んだ後、針を抜き、パイプは「不安も危険もなく」留置される。スクルテトスは、丸針と細いパイプからなる別のものを描き、「角が三つある針がないときに用いられ、腹水患者のへそを安全に穿刺できる」と説明している。

一七〇六年にフィリップスが［著書の英語辞書で］「銀か鋼からなる先の尖った管で、腔水症の患者に使う」器械に**トロッカー**という英語をはじめて用いた。

一七四四年にウォリックは、腹水穿刺の[6]手術に関する論文で「私の器械は腹水穿刺のためにつくられた[7]大きなトロワ・カール

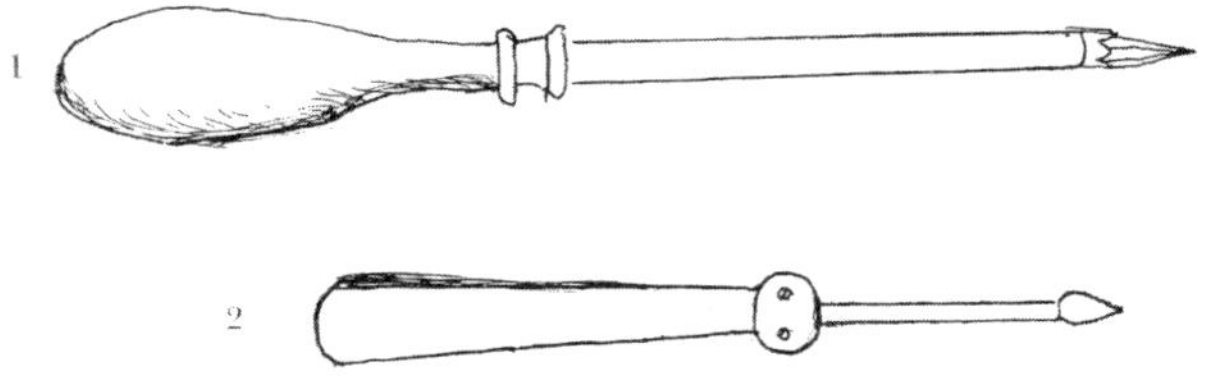


図88　トロッカー
1. ハイスター（18世紀）［套管針だけでカニューラは描かれていない］
2. アンドレー（18世紀）［中央の小さな円盤から穂先の下までがカニューラ］

だった」と述べている。この記述から、トロッカーという英語は**トロカンター・トロワ・カール**という三面の器械を意味するフランス語に由来すると考えられる。トロッカーは、［先端に四分円の］面が三つある穿孔器が金属管やカニューラに入っている器械で、当時は体腔から水を引き出すのに用いられていた。

一八世紀半ば以来、器械メーカーは目的に応じていろいろな形のトロッカーを製造した。ハイスターは腹水、腹部嚢腫、陰嚢水腫の穿刺に用いる平たいトロッカーの図を描いた（図88の1）。ほかの疾患に用いる穿孔器は、柄が平たい凸面の三角柱で、使用目的に応じて真っ直ぐなものや曲がったものがあった。カニューラの縁よりトロッカーが引っ込んだものや、パーシヴァル・ポットが用いたような円形や楕円形の鍔のあるカニューラもあった。

一七八三年頃までカニューラはひと続きの銀でできていたが、アンドレーがはじめて改変した。彼が「弾性トロッカー」と呼んだものはカニューラが二つに割れていた。アンドレーの器械は全長約五インチで、穿孔器は三・五インチだった。先端にはふくらんだ出っ張りがあり、カニューラの一端は二つの鋼の円盤になっていてネジで固定されたが、「割れている」他端は固い管より柔軟だと主張した（図88の2）。その後サヴィニーがこれを改良した器械は、カニューラの途中まで割れ目があり、割れ目は丸い穴で終わっていた（図89）。

ロンドンの聖バーソロミュー病院の有名な外科医パーシヴァル・ポットが一七四九年から一七八七年まで用いた器械は、カニューラの基部に楕円形の鍔がついており、穿孔器は三角柱になっていた（図90の1）。

ベンジャミン・ベルは膿胸に「断面が卵円形で」平たい銀のトロッカーをいつも用いていたが、割れ目のあるカニューラはグラスゴーの外科医ウォレスが発明したと述べている。ベルが使った器械は、カニューラの片側が開いており、その全長でカニューラより太いトロッカーが入るようになっていた（図90の2）。

一八四二年頃にサー・ウィリアム・ファーガソンは、慢性水頭症の排液用に探索トロッカー[8]を開発した。一八八〇年にマーチソンは胸水穿刺用のトロッカーと注射器を発明したが、それは有用なものであることが分かった。

サー・ヘンリー・トンプソンは尿道疾患の病理と治療について多くの本を書いたが、彼の開発したトロッカーはゴム管をつなげて排液することができた。後にこれを改良し、ピストンをつけて動かせるようにした（図91）。

最後に、一八八〇年頃にサー・スペンサー・ウェルズが開発した卵巣摘出用[9]のトロッカー・サイ

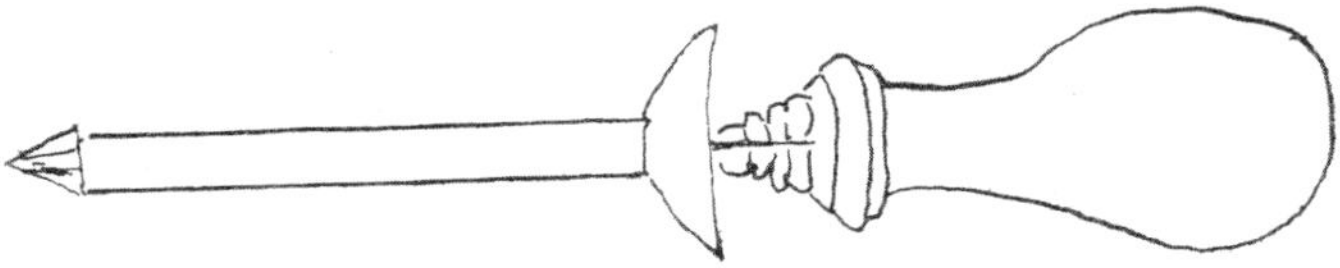

**図 89**　サヴィニーのトロッカー［1798 年］

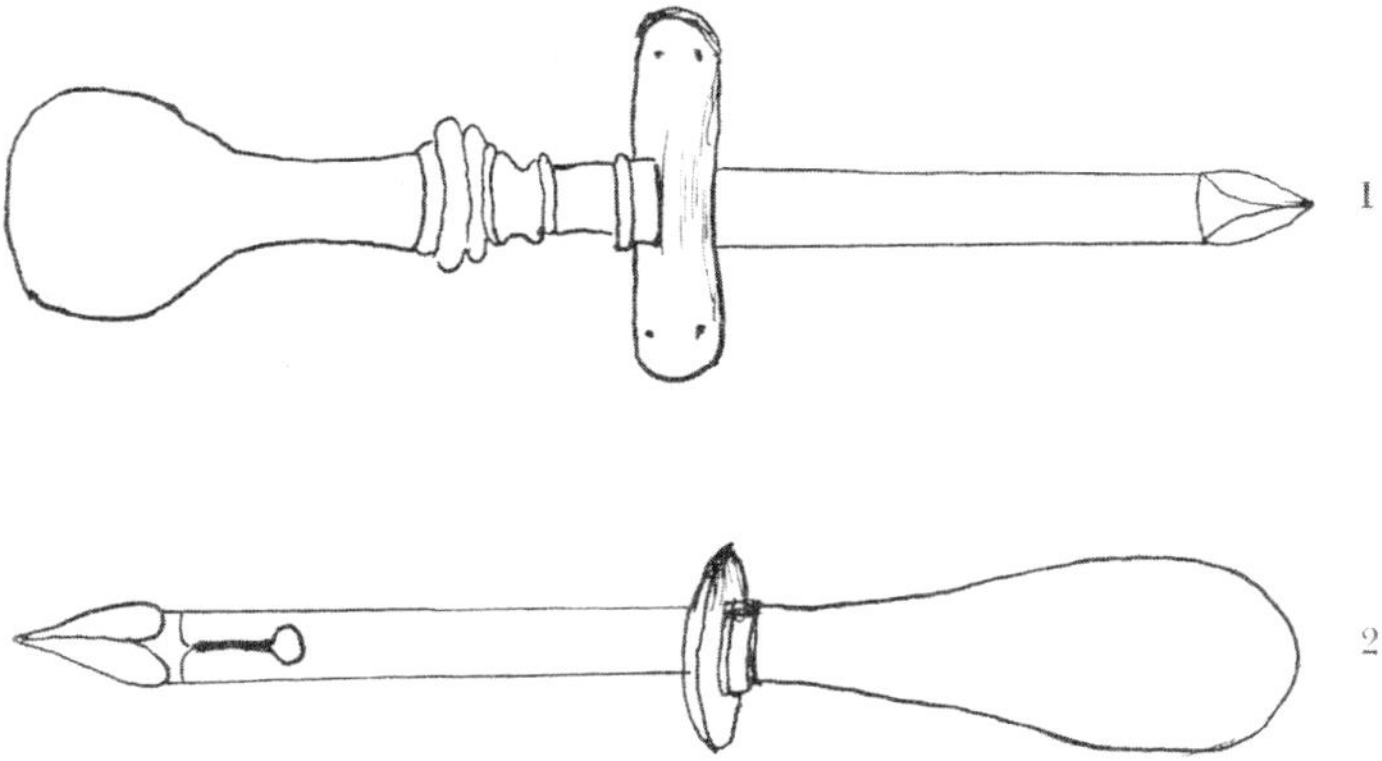


**図 90**　トロッカー（18 世紀）
1. パーシヴァル・ポット
2. ベンジャミン・ベル

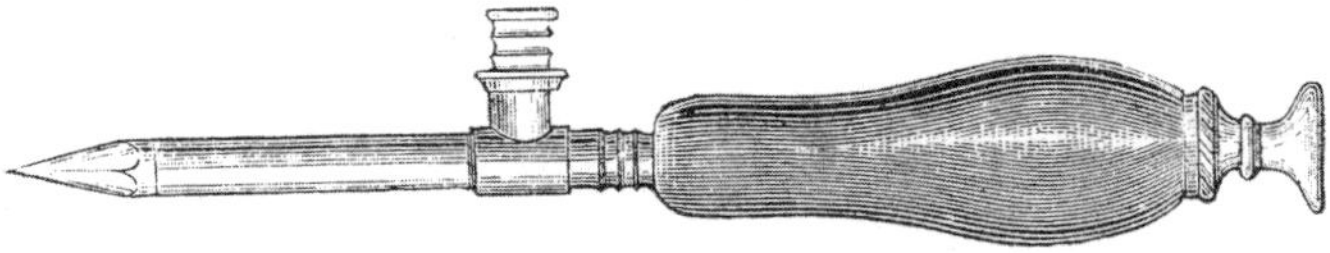

**図 91**　サー・ヘンリー・トンプソンが開発したトロッカー。横にチューブを接続できる。その後 1885 年頃に改良してピストンを加えた

フォンに言及しておいたほうがよいだろう。これは卵巣嚢腫の摘出術にきわめて有用なことが明らかになった。

（1）**トロッカー** trocar　套管《とうかん》（金属の管）とその中にはめ込む套管針（穿孔器）との二部からなる器械。現在の套管針は一七世紀にサントリオが開発したといわれている。套管針だけをトロッカーと呼ぶこともあり、套管はカニューラとも呼ばれる。皮膚を小さく切開し、套管に套管針を入れた状態で軟部組織を穿刺し、体腔に到達したら針を抜いて套管だけを残し、体腔内の体液を排出させる。

（2）**腔水症** dropsy　胸水や腹水など、体腔内に体液がたまる病気。

（3）**(原注)**　ケルスス著『医学論』第7巻第15章。

（4）**横指** digit　約四分の三インチ（二センチ弱）。古代の尺度で、指幅ともいう。

（5）**カニューラ** cannula　ヨシを意味するラテン語 canna の縮小語。ドイツ語ではカニューレ Kanüle と呼ぶ。トロッカーとともに用いられる套管のこと。

（6）**手術** operation　この患者は五〇歳の女性で、大量の腹水を急に抜いたためショックに陥った。これを防ぐため、二本のトロッカーを用い、一方で腹水を抜きながら、もう一方で水を補充する方法が提案された。これが腹膜透析のはじまりという。

（7）**トロワ・カール** trois-quarts　トロッカーを意味するフランス語。この名前は、套管針の先端を前方からみると三叉模様 triquetrum（車のベンツのマーク）になっており、三つの角 carre と三つの四分円 quart があることに由来している。この針先は切れが悪いので、皮膚を突き通せないが、内臓を傷つけることもない。

（8）**探索トロッカー** exploring trocar　体液の貯留を確認するため、鋭利な針を刺す前に用いる細長い鈍頭の器械。

（9）**卵巣摘出用のトロッカー・サイフォン** trocar ovariotomy syphon　卵巣嚢腫を穿刺して内容液を排出する器械で、穿刺針が中空で排液管につながっている。それゆえ、穿刺針の針先は三面ではなく通常の針と同じなので、この器械は真のトロッカーとはいえない。

# 第12章　手術台

一五六二年にバーゼルで出版された『ガレノス著作集』の扉絵から、昔の解剖知識は動物の解剖に基づいていたことが分かる。扉絵のパネルのひとつをみると[1]（図92）、動物が手術台にしばりつけられ、そのまわりをアンティゲネス、ボエトゥス、パウルス、セヴェルスという医学の偉人と有名な哲学者が囲み、山高帽のガレノスが解剖を行っている。しかし、『旧約聖書』をみると、それより数千年も前にイスラエルの聖職者が子ヤギやヒツジなどの身体を切り開いて内臓を調べ、予言や予知を行っていたことが分かる。

先史時代にも人体解剖の知識があったことは南ヨーロッパはボルディゲーラの北部山岳地帯にあるメラヴィグリ渓谷で発見されたリヴィエール・ストーンと呼ばれる興味深い岩板から分かる。それにヒトの上半身とおぼしき輪郭が彫られており、心臓と腸管を意味する区画が描かれている（図93）。この岩板は人身御供《ひとみごくう》の儀式に使われた祭壇の一部と考えられており、昔の解剖はこのような石の祭壇で行われていたと思われる。

古代ギリシア人はヒポクラテスの時代より前から木のテーブルを用いていた。「ヒポクラテス全

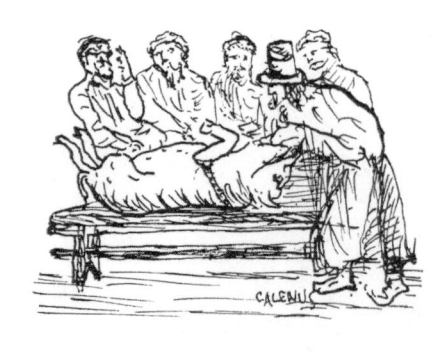

図 92　ブタを解剖するガレノス。『ガレノス著作集』(1562 年) の版画

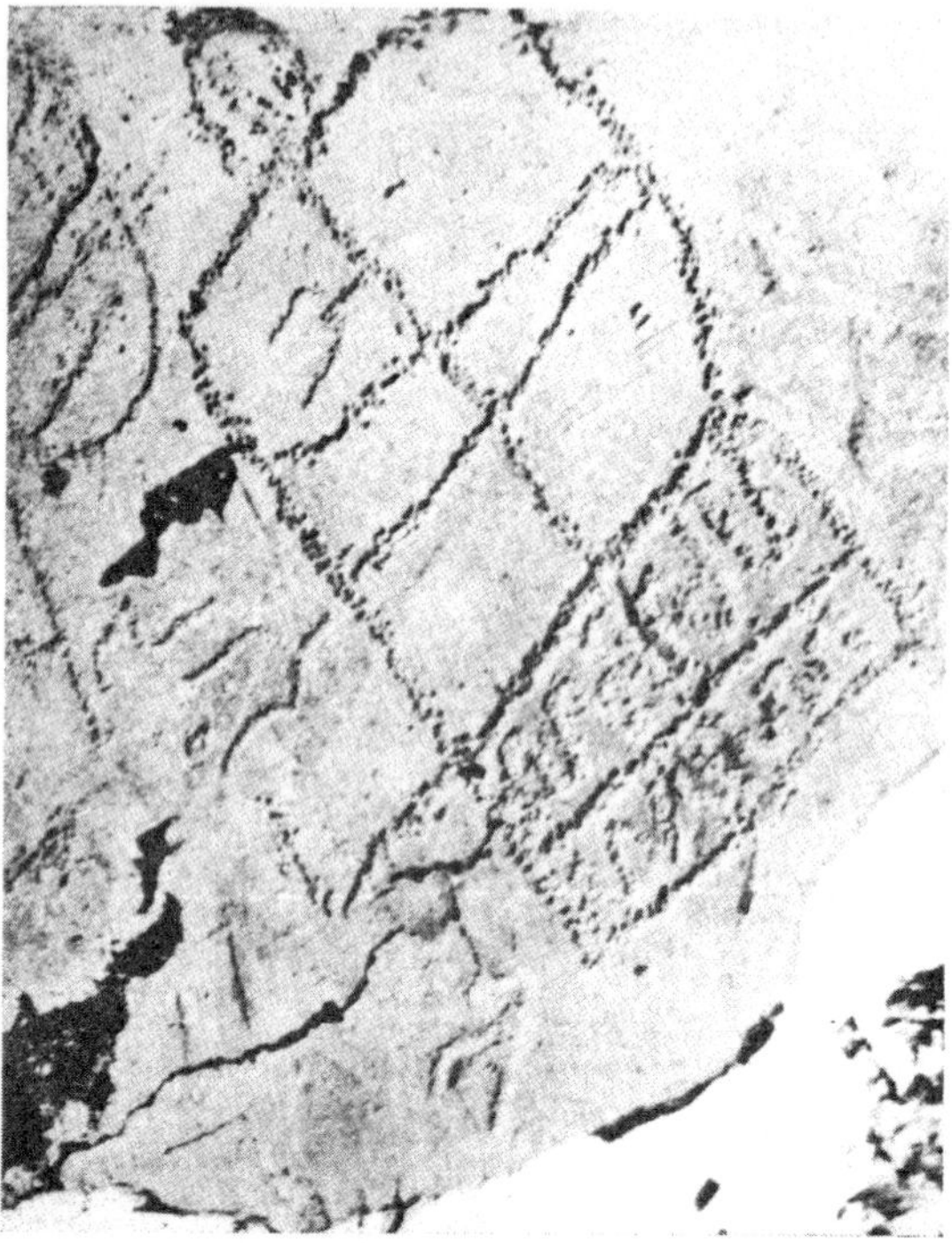

図 93　南ヨーロッパのメラヴィグリ渓谷で発見された「リヴィエール岩」に描かれた先史時代の解剖図

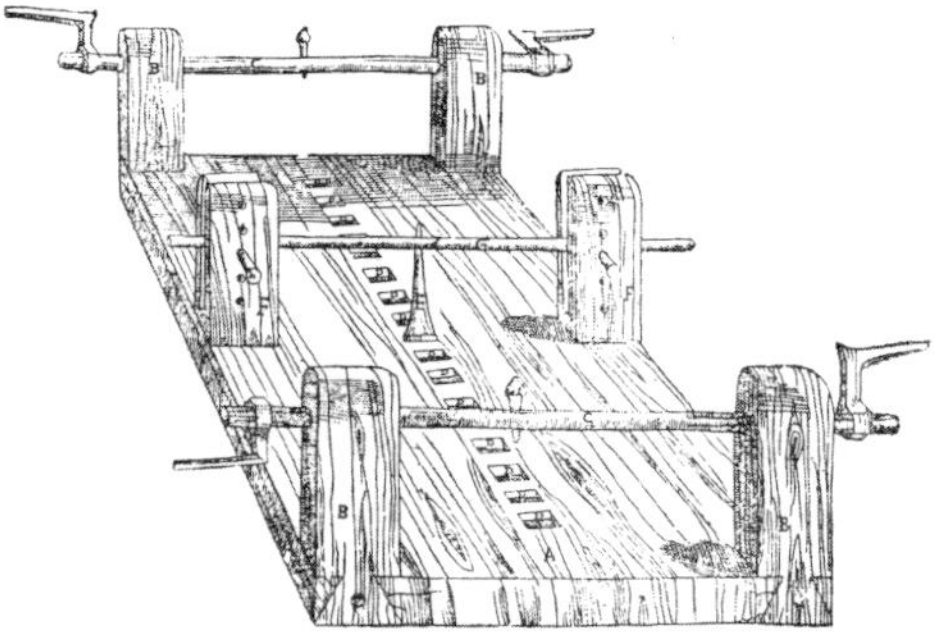

**図94**　ヒポクラテスのスカムヌム［テーブル両端の巻き上げ器に注意］。ウィド・ウィディウスの外科書にある木版画（1554年）

集」に[2]**スカムヌム**というテーブルに関する記述があり、古代のレスリングの試合でよく起きた下肢の脱臼の整復にこれが推奨されている。「ヒポクラテス全集」の著者によれば、このテーブルは長さ約六腕尺[3]、幅約二腕尺の四辺形で、厚さは九横指ある。これに端から端まで溝を刻んでテコが不適切な高さで働かないようにし、両側の柱をしっかり固定して患肢の軸にするように指示し、この装置の使い方を詳しく説明した（図94）。

ケルススは**スカムヌム**に言及し、股関節脱臼の整復がうまくいかないときに使うことを勧めた。アエギナのパウロスも同じ使い方に言及している。古代ローマ人は手術を行うときにも似たようなベンチを使ったのだろう。

**スカムヌム**は、アラビア人も用い、「脱臼テーブル」と呼ばれるようになった。アルブカシスの著書の一五世紀の写本にある図からそれが分かる（図95）。

この図では、患者が四本脚の単純なテーブルにうつぶせに寝かされ、患者の手足はテーブルを囲む枠に固定されて

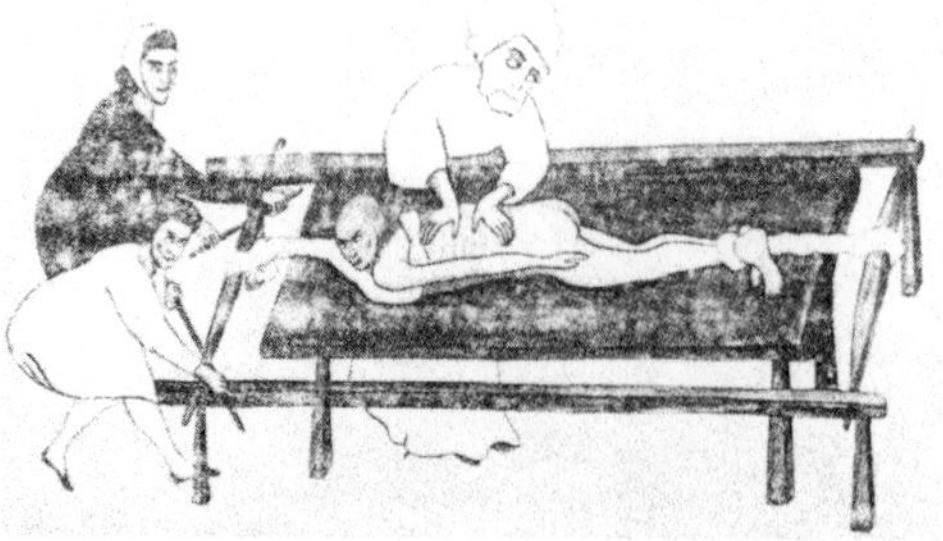

**図 95**　アラブの整復用手術台。アルブカシスの写本（1450 年）

いる。外側の枠は、両端の横木の巻き上げ器で四肢を引き伸ばし、正常な位置にもどすようになっている。引き伸ばすときには患者の背中を圧迫する。

一六一〇年の［ウッフェンバッハ著］『外科宝函』にある木版画では、脱臼を整復される患者が脱臼テーブルに寝かされている。外科医はこの種のテーブルを一七世紀末まで用いた（図**96**）。スクルテトスは、**スカムヌム**をよく知っており、それを「ヒポクラテスのベンチ」と呼んでいる。一六七四年にその使用法を長々と説明し、「若い医者が私の話と同じ憂き目に会わないことを望む。私がパドゥアにいた頃、名医で有名な外科医が出くわした災難を聞いた。彼は、骨折した足を整復するのにヒポクラテスのベンチが必要になり、それを借りてきたが、使い方が分からなかった。恥ずかしさのあまり、面目なくて貸してくれた人に使用法をきけなかった」と述べている。この話から分かるように、**スカムヌム**はこの頃から使われなくなり出した。

一一世紀後半のアングロサクソン語の写本がダーラム大聖堂

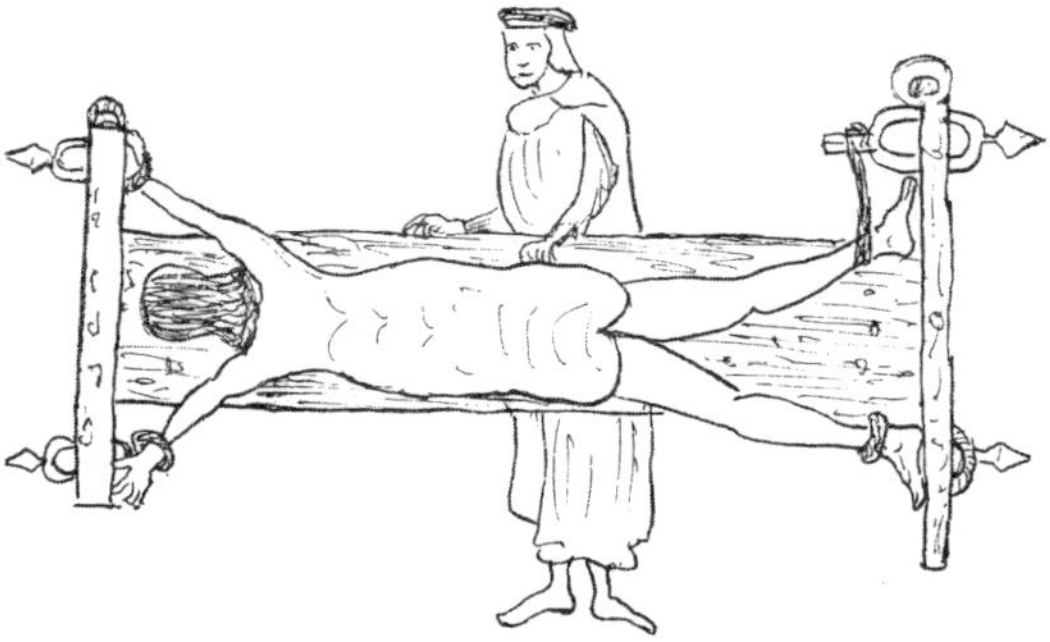

図 96a　整復台。クレモナのジェラルドの写本（13 世紀）

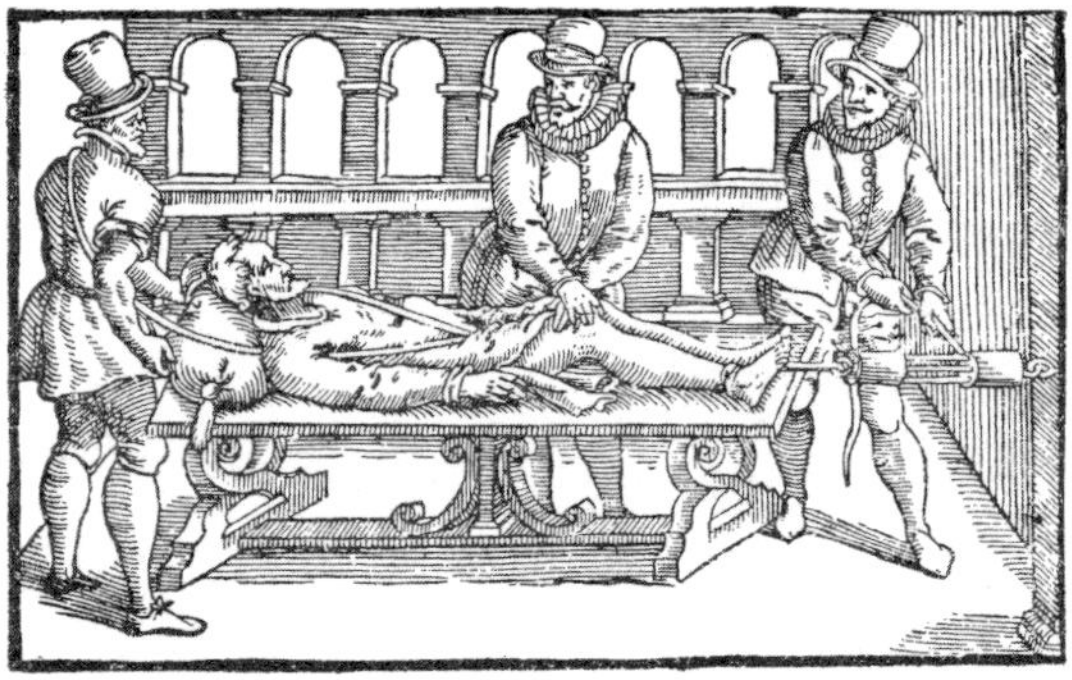

図 96b　整復用の手術台。『外科宝函』（1610 年）

の図書館にあるが、これには手術を受けている患者のきわめて古い図が描かれている（図97）。患者はベンチにもたれ、外科医は患者の額を加熱焼灼し、助手は握[4]りバサミを手にしている。

一三世紀のアポロドルスの写本に、手術前の患者を固定する方法が描かれた興味深い図がある。上面が平らな板からなる長椅子で、その両端は脚立《きゃたつ》で支えられている（図98）。

一四世紀の写本には肝臓を手術する外科医が描かれ

ている。患者は脚立に載せられたテーブルの上で全身を伸ばされ、テーブルは毛布か布で被われ、一部にシーツが掛けられている。外科医は患者の片腕を握り、助手は切開に手を入れて手術創を開いている（図99）。これらのテーブルの支えに脚立がよく用いられたのは、運びやすくて移動するのに便利だったからではないかと思われる。こうしたテーブルは一四九四年に出版された「画家の」バーソロミュー・ド・グランヴィルの作品にも描かれている（図100）。

一五世紀に書かれたギー・ド・ショリアックの著書のフランス語の写本には、別の型のテーブルが描かれている。死体解剖を行っている図だが、内科医の立ち会いの下で、外科医が解剖を行い、学生が筆記している（図101）。

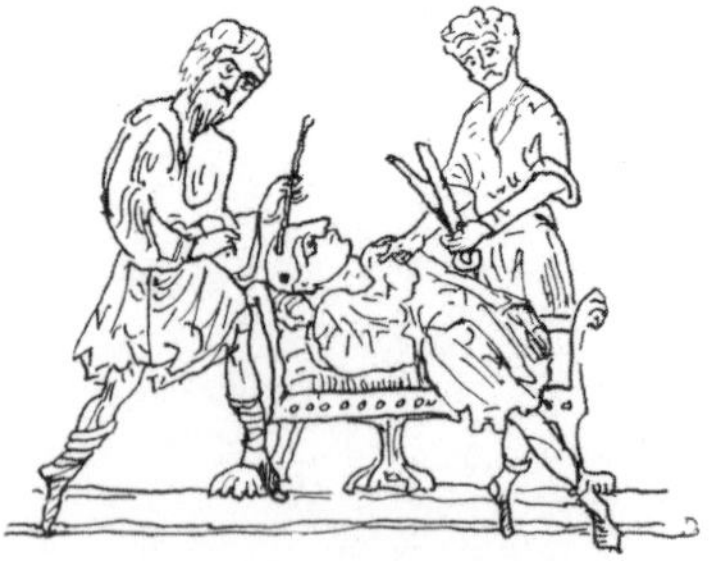

**図97**　焼灼の様子（11世紀のアングロ＝サクソンの写本）

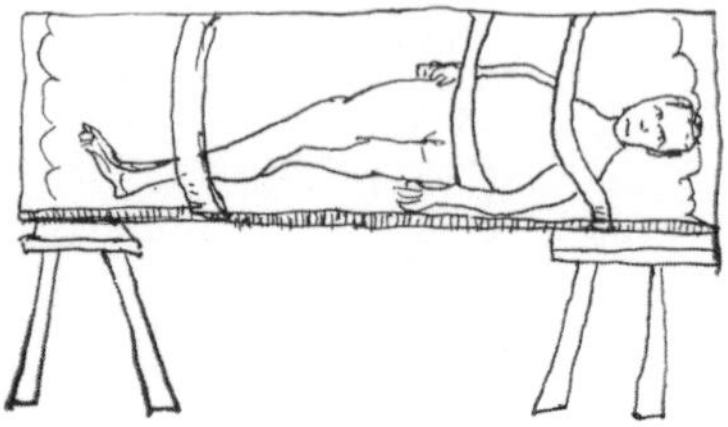

**図98**　手術台、手術前の患者の固定法を示す（大英博物館の13世紀の写本）

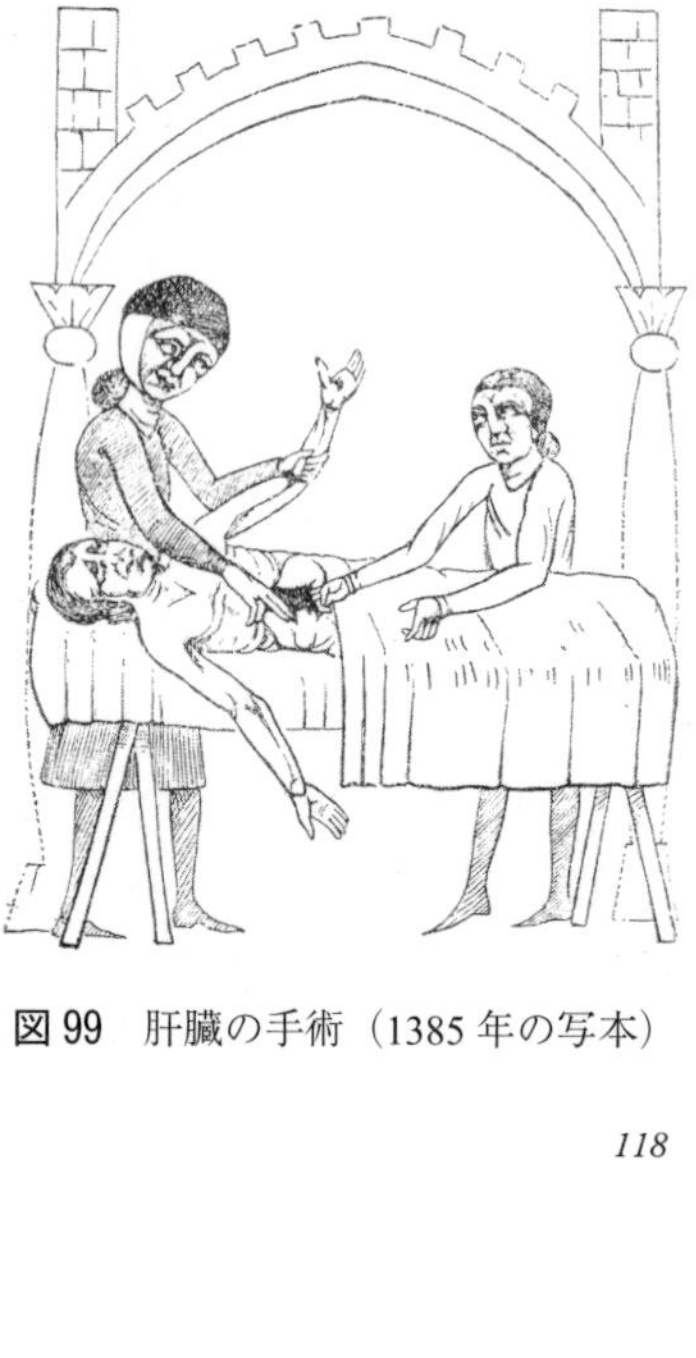

**図99**　肝臓の手術（1385年の写本）

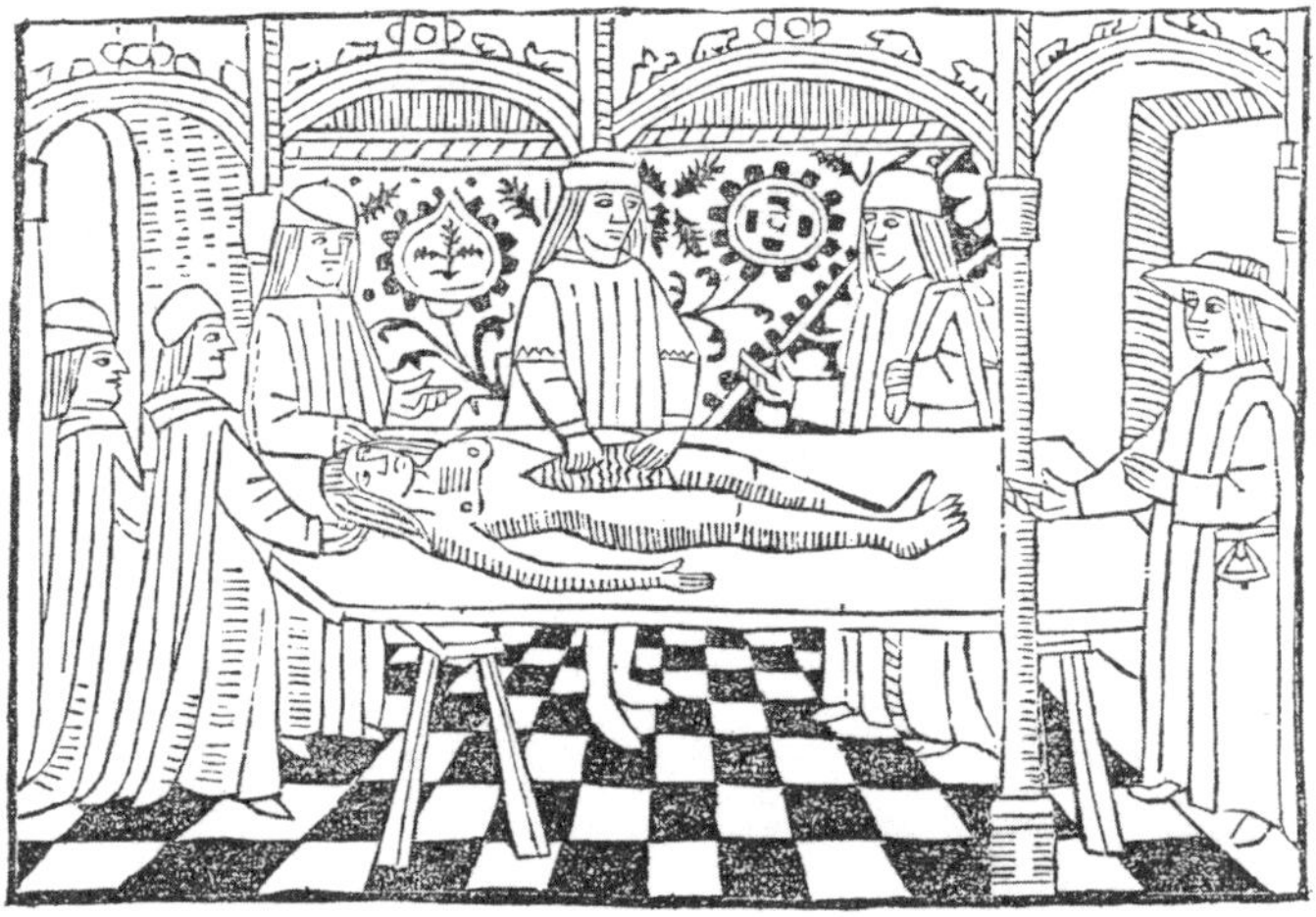

図 100　バーソロミュー・ド・グランヴィルの手術台（1494 年）

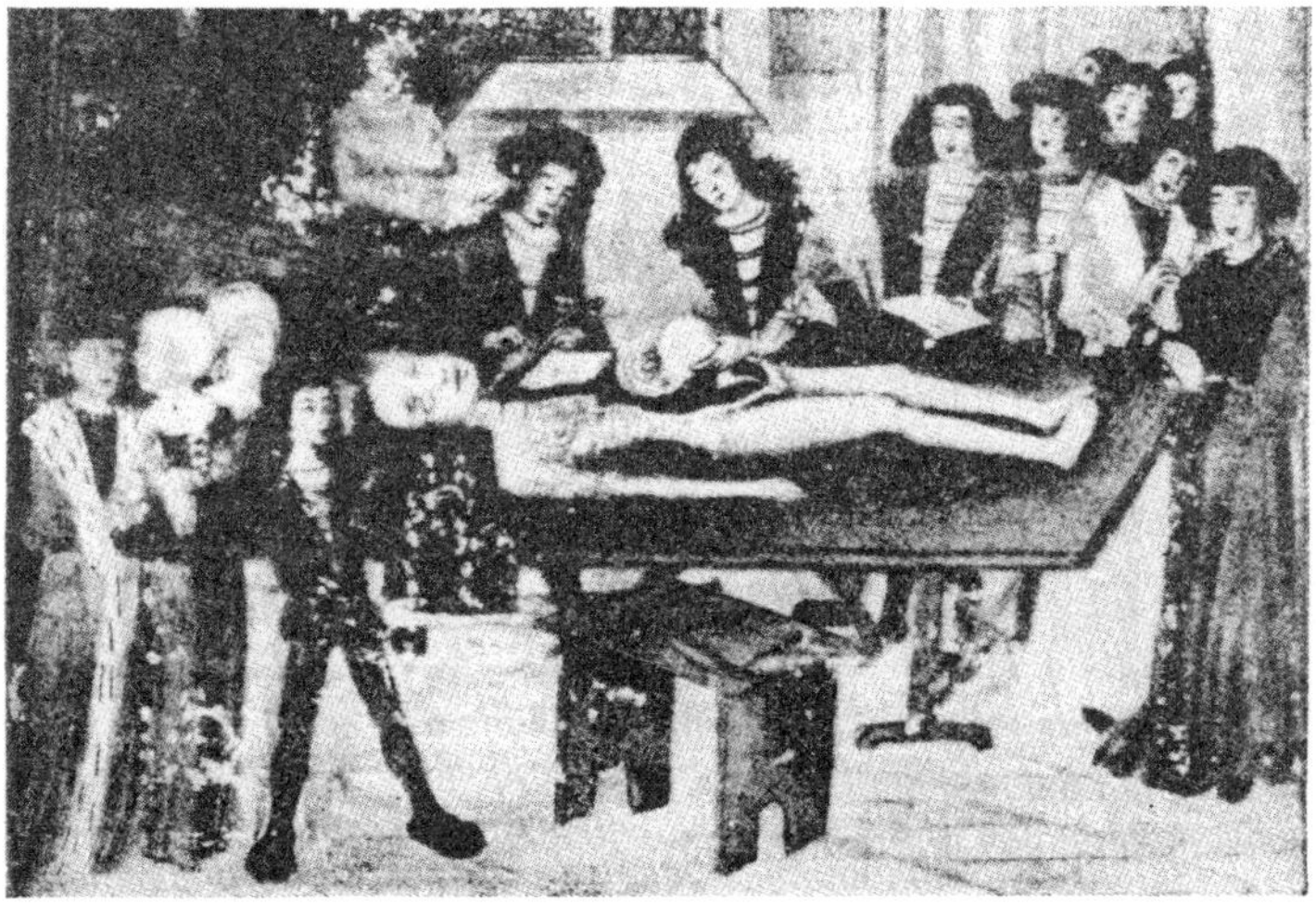

図 101　15 世紀の手術台。ギー・ド・ショリアック著『大外科学』の写本

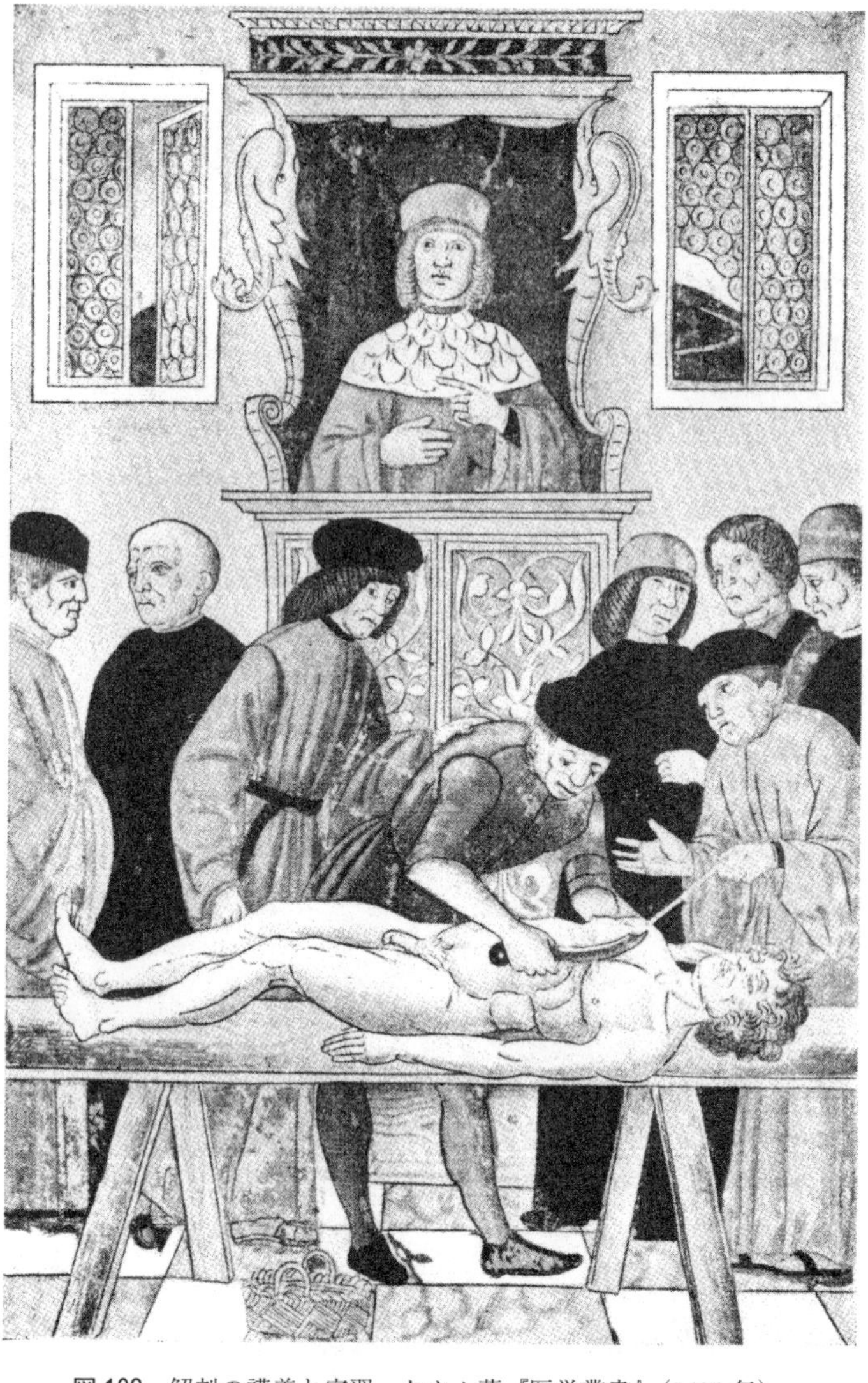

図 102　解剖の講義と実習。ケタム著『医学叢書』(1493 年)

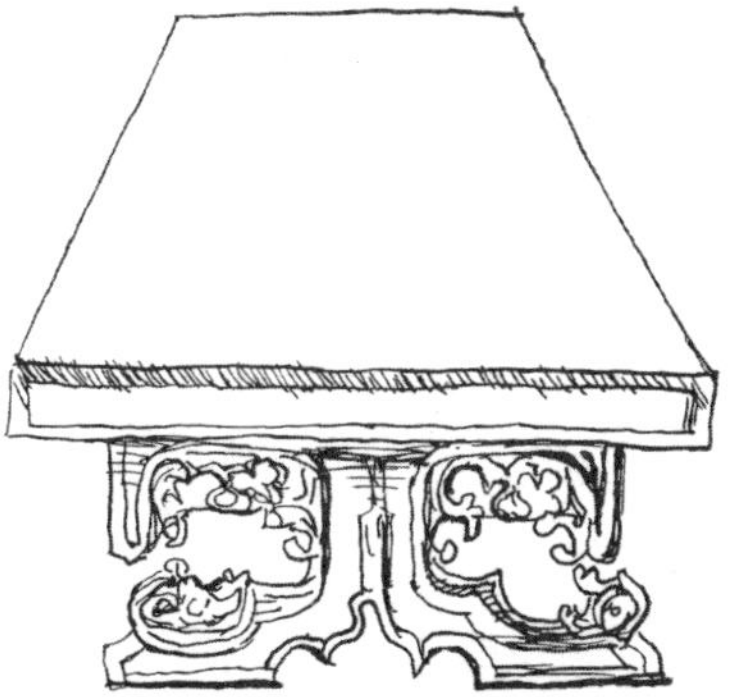

図 103　手術台。J・ブランズヴィク著『外科学書』（1497 年）

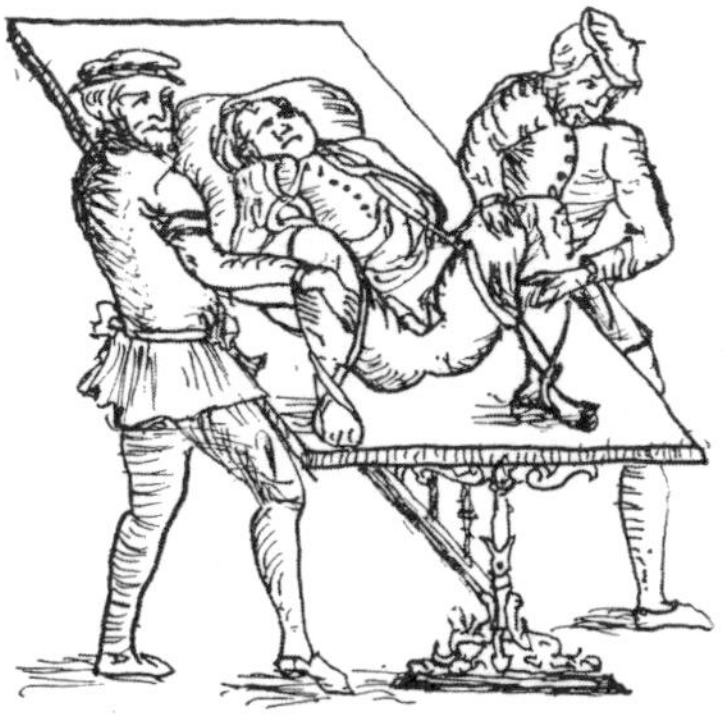

図 104　［切石術に］使用中の手術台。アンブロワーズ・パレ（1573 年）

一五世紀に用いられた同じ型のテーブルの図はいくつかあるが、きわめて興味深い図が一四九三年に出版されたケタムの『医学叢書』に描かれている（図102）。これに描かれたテーブルは上面が平らで、テーブルの両端は脚立で支えられている。その上に横たえられた死体をナイフを手にした外科医が解剖しているが、教壇に立った内科医の指示に従って解剖し、教壇の下にいる講師が周囲に立っている人々に解説している。

一四九七年にストラスブールで出版されたジェローム・ブランズヴィクの『外科学書』に描かれたテーブルはもっと手がこんでおり、入念な彫刻と浮き彫りが施された折りたたみの脚に支えられている（図103）。

一六世紀になると、アンブロワーズ・パレの著作に手術台の図がいくつかみられる。そのひとつは手術を受ける患者の図で、一五七三年に出版された外科書にある（図104）。描かれているテーブルの上板は平らで、これを支える脚には腕木《うでき》があり、細かな彫刻が施され、欄干のある柵につながっている。上面に被いはなく、手術のため患者の脚は外科医と助手によって折り曲げられている。その後のパレの著書にはもっと改良された手術台の図があり、平らな上板が丸みを帯びた脚に支えられ、一端には背もたれがある。テーブルの片側には中央に受け皿がネジで固定され、水やドレッシングが入れられるようになっている（図105）。

一五八五年に出版されたアンドレア・デラ・クローチェの著書に、おもに穿頭術を描いた木版画がいくつかある。そのひとつでは、患者がうつぶせに寝ているテーブルの脚に彫刻が施されている（図106）。テーブルの上板にはマットレスがあり、患者には毛布が掛けられ、枕は患者の足の上にある。天蓋《てんがい》と家具から判断すると、この図には患者の家の居間が描かれており、家族の使っているテーブルを手術用に間に合わせたものと思われる。家族は外科医を手伝い、左手には患者の妻が腰掛けて悲しみにくれている。

一五九五年にヴェニスで出版されたアヴィセンナの『医学典範』のとびらにはみごとな木版画があり、テーブルからはみだして横たえられた患者を屋外で手術しようとする「ガレノス」と呼ばれる外科医の図が描かれている。このテーブルは見るからに携帯用で、折りたたみの脚に支えられ、上板に軟らかいベッドが載せられている（図107）。

一六〇六年版のヴェサリウスの著書には、当時用いられていた手術器具の一式が並べられた手術台を描いた木版画がある。二重の上板は丈夫な脚に支えられ、テーブルの上縁には手術中に患者を固定する鉄輪がある（図108）。

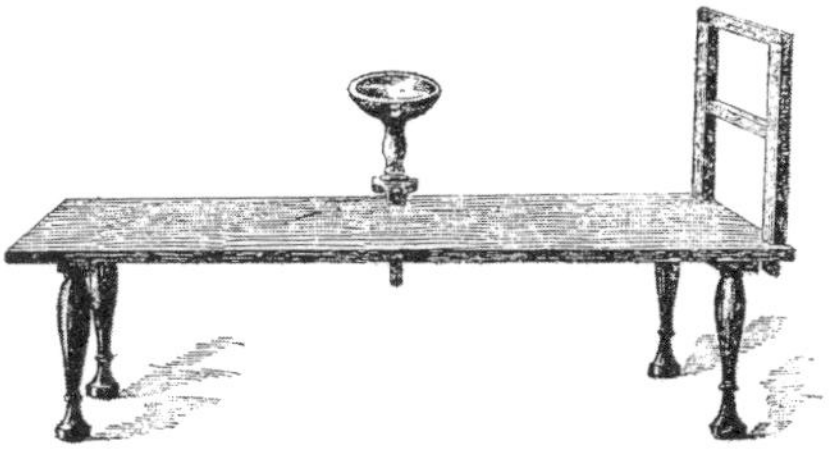

図 105　16 世紀の手術台。アンブロワーズ・パレ（1580 年）

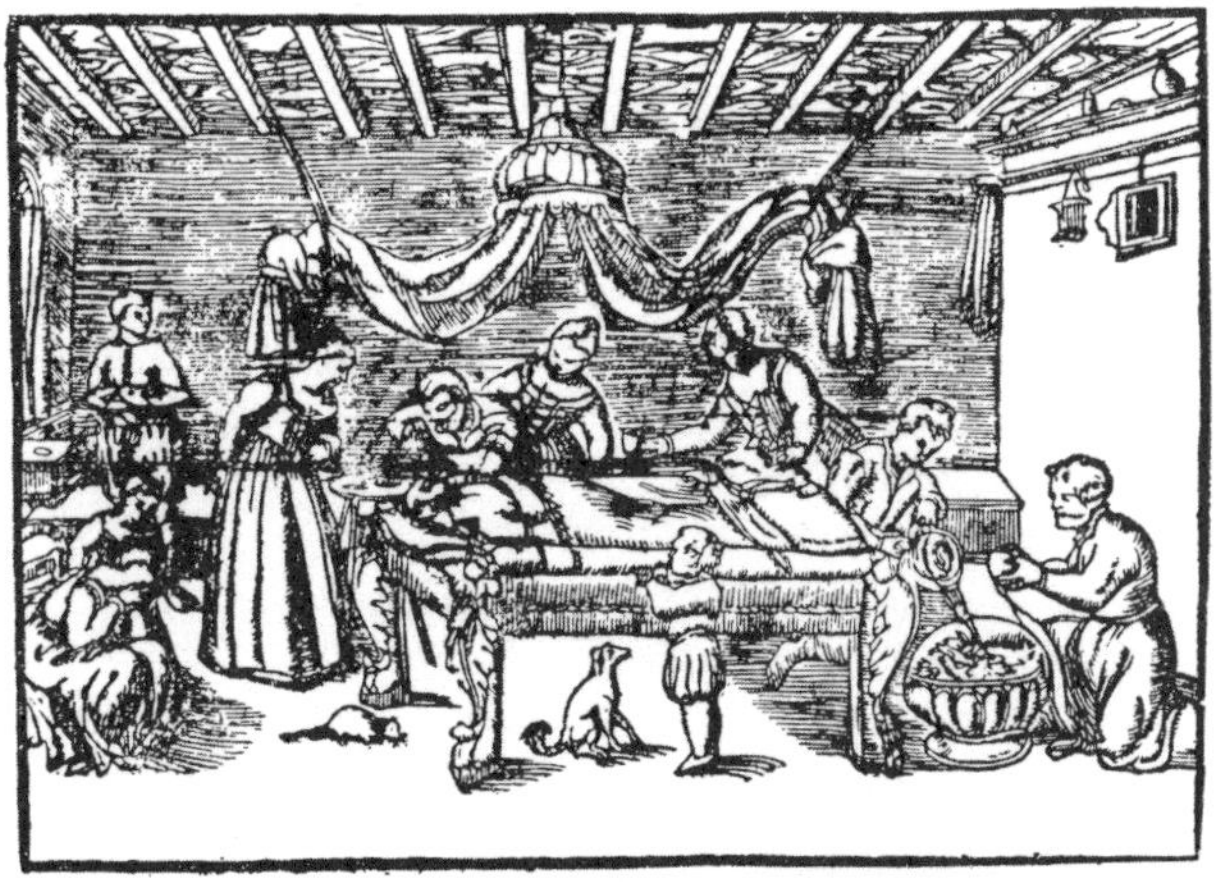

図 106　穿頭術の様子。アンドレア・デラ・クローチェ著『一般外科学』（1585 年）［図 25 を参照］

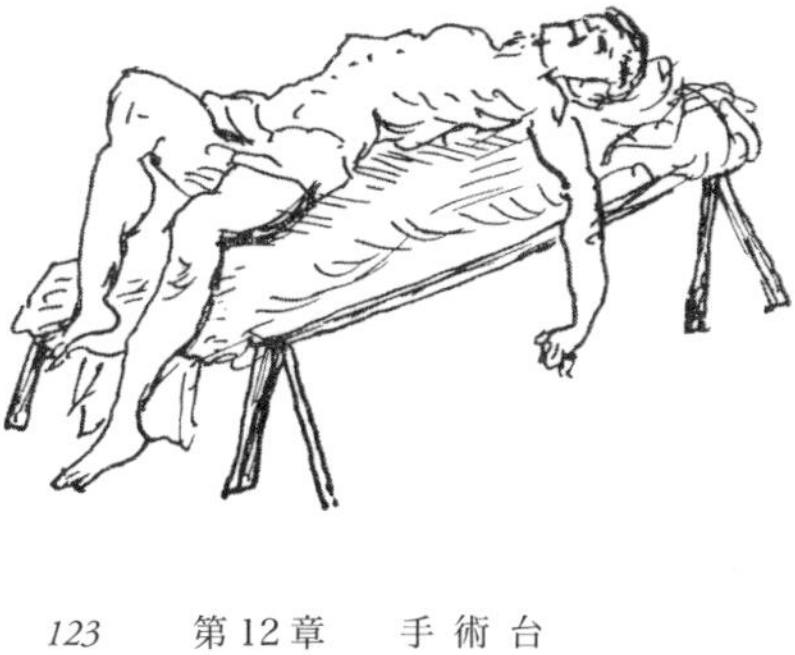

図 107　1595 年の手術台。アヴィセンナ著『医学典範』

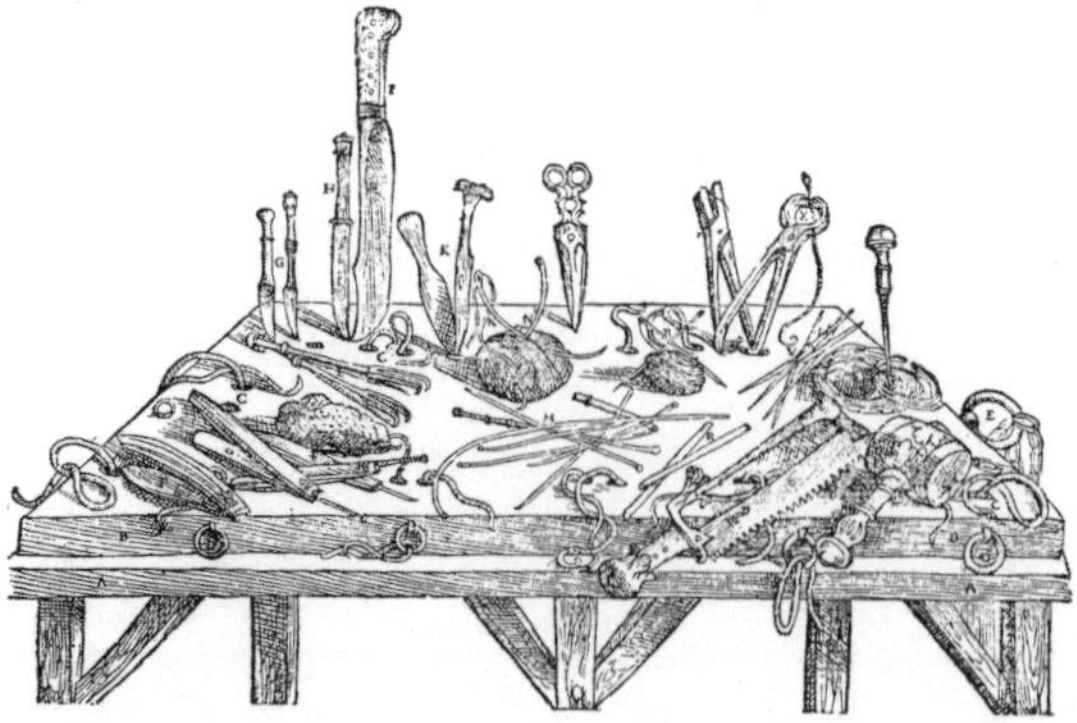

図 108　手術台と手術器械。ヴェサリウス（1606 年）

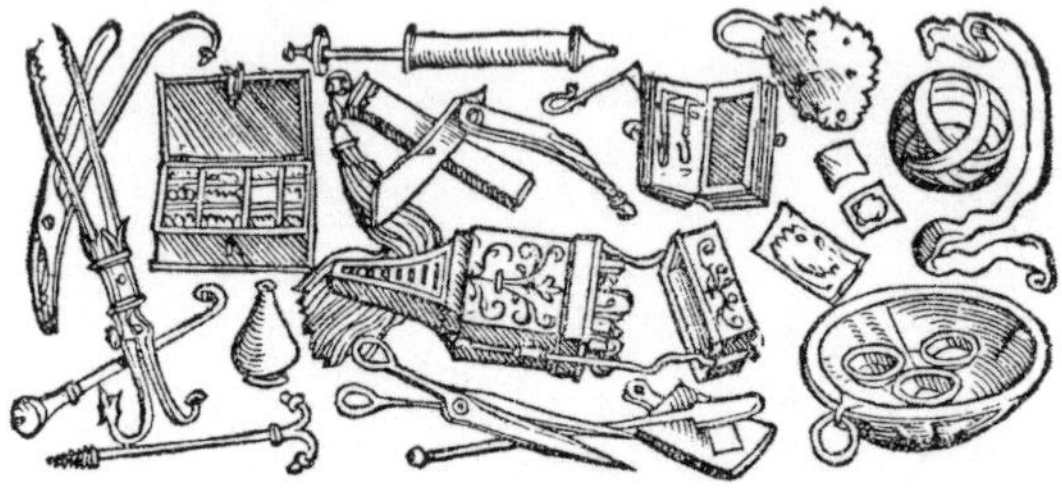

図 109　16 世紀はじめに用いられた手術器械。鉗子、銃弾摘出器、ランセット、注射器、ハサミ、乱切器、硬膏類、包帯、吸角器、携帯用器械ケースなどがある。『カレタヌス外科学』（1531 年）

一五三一年の『カレタヌス外科学』にも約一世紀前の器械の興味深い木版画がある（図109）。外科医の携帯用器械ケース、軟膏箱、銃弾鉗子、ハサミ、注射器、ナイフ、吸角器と受け皿、瀉血シュナッパーを入れる箱が描かれている。

一五八三年のバルティッシュ著『眼科診療』には、眼の手術の図がいくつかある。そのひとつでは、患者の寝ているテーブルが両端を折りたたみの脚で支えられ、上板に柔らかいベッドが載っている（図110）。

一六〇二年のギユモー著『フランスの外科』に描かれたテーブルは、長くて丈が低く、彫刻のある曲がり脚がついている。穿頭術に用いられたものと思われる（図111）。

一七三〇年にディオーニが描いたテーブルは、同じような曲がり脚があり、いろいろな器械が並べられている（図112）。テーブルの頑丈な上板は、縁が斜めで、角は角張っており、本に解説した手術に必要な器具が並べられている。

一九世紀半ばになると、病院で使われるテーブルは完全な木製で、ロンドンのユニヴァーシティ・カレッジ病院にすばらしい実物が保管されている（図113）。これは有名な外科医ロバート・リストンが一八四六年一二月二一日にイギリスで最初のエーテル麻酔下の手術を行った歴史的なテーブルである。頑丈な木の手術台は長さ五フィートで、四本の丈夫な脚は直角の鉄で床に固定されていた。上板の一端は脚のところより突き出して丸くなっており、中央には二列のスリットが並び、手術中はここに通した帯で患者を手術台に固定した。

その後五〇年間、木の手術台は、金属が用いられたり、いろいろな改良を加えて用いられた。次に開発されたものは、一端に傾斜を調節できる背板を取りつけ、もう一端に台の角度を変えられるラチェットの留め具が取りつけられた（図114）。

一九世紀後半から金属の手術台が使われはじめ、二〇世紀はじめから外科医の仕事に合わせて多くの仕掛けや改良が施されている（図115）。

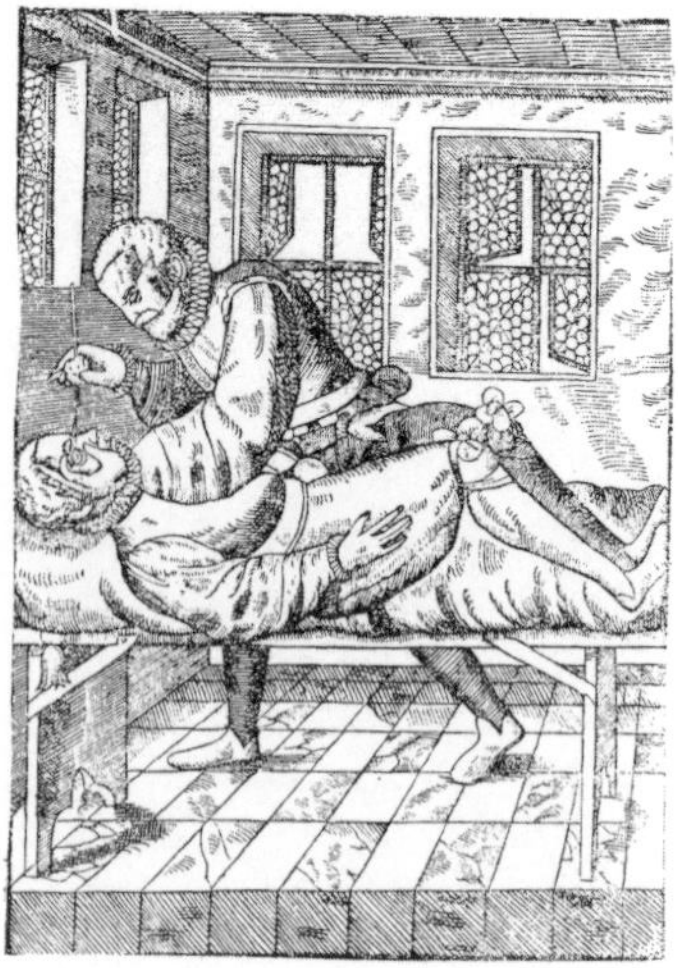

図 110　眼の手術。バルティッシュ著『眼科診療』（1583 年）

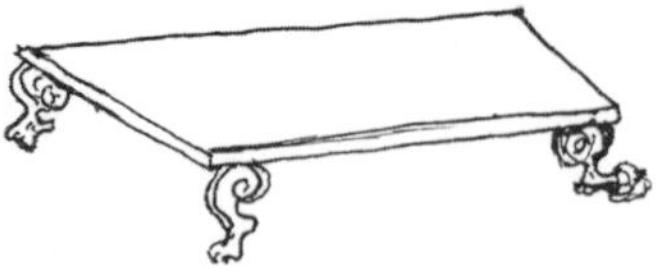

図 111　ギユモーの手術台（1602 年）

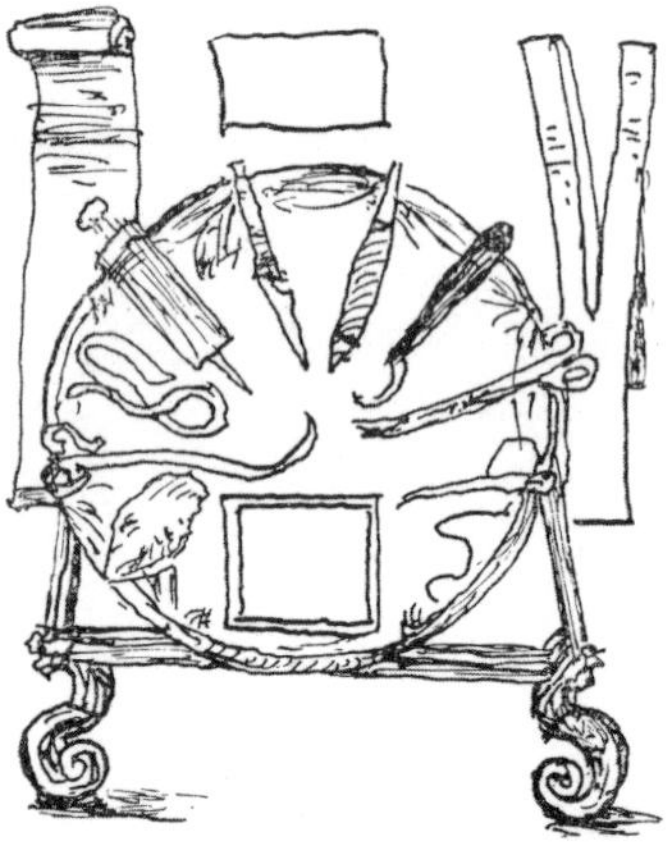

図 112　手術器械を並べた手術台（ディオーニ、1730 年）

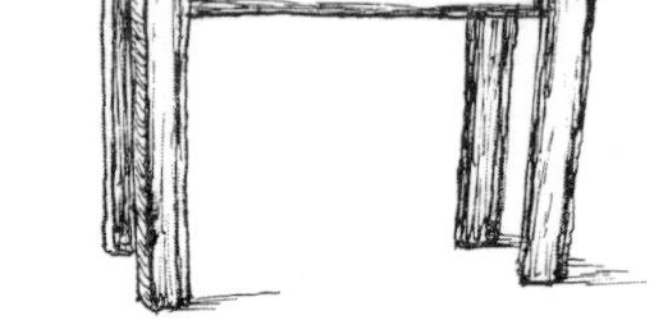

図 113　ユニヴァーシティ・カレッジ病院でリストンが用いた手術台

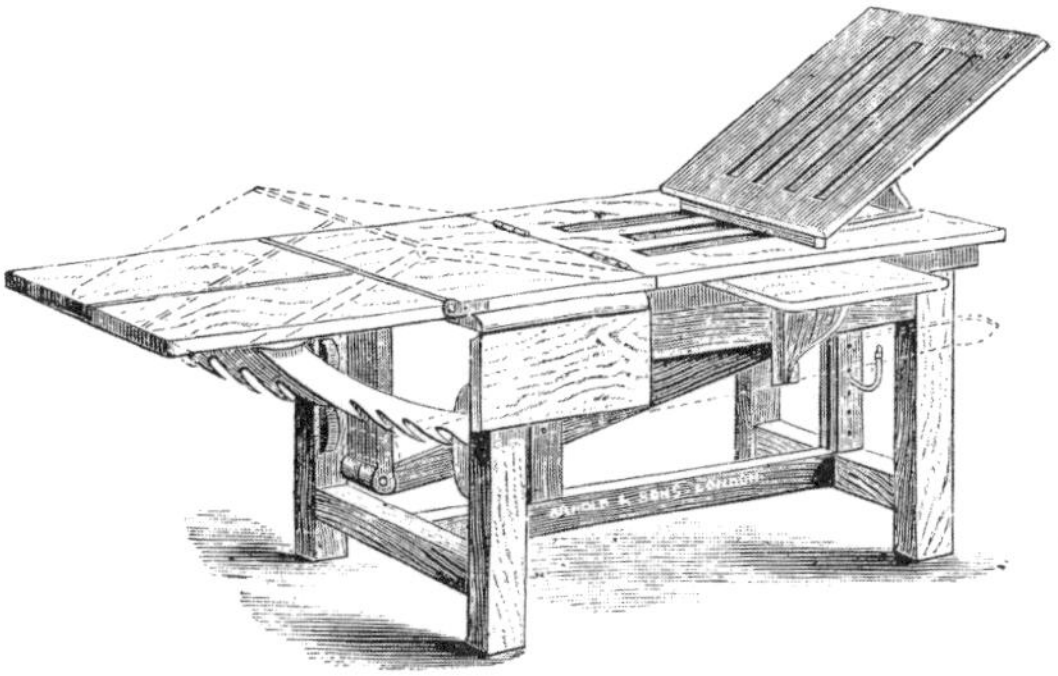

図 114　1885 年にイギリスで用いられた手術台

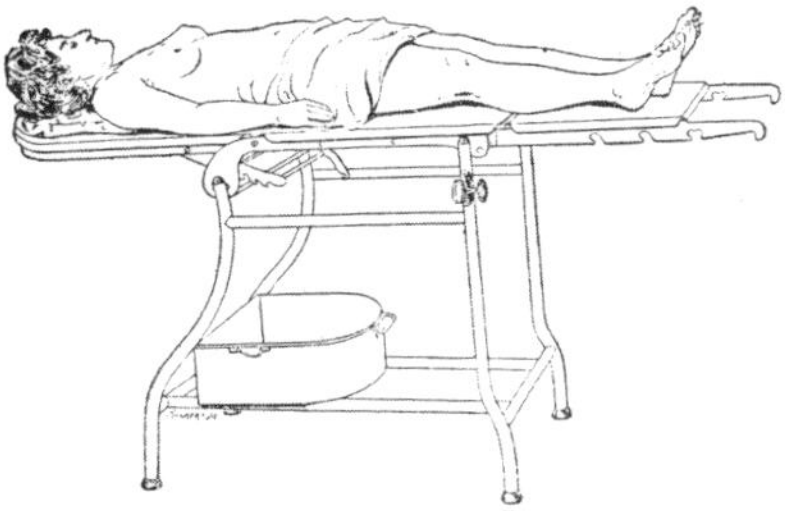

図 115　フランスの手術台（1914 年）

一九世紀はじめの素朴な木の手術台と現在の仕掛けのある金属の手術台を比較すると、その構造と適合性に大きな進歩があったことが分かる。実際、昔の外科医は手術台を演技の舞台とみなしたが、現代の外科医は、あらゆる要求に応じてつくられた、昔とは比較にならないほど複雑で完璧な舞台で演技していると言っても間違いではないだろう。近代的な病院では、手術台は高度に組織された手術室の一部にすぎない。手術室に備わる、空気調節装置、特殊照明設備、備品や器械の格納庫、物品と人間の消毒設備には、それぞれに由来がある。

（1）**パネル** panels　この本の扉絵は八つのパネルに区画されている。トンプソンが模写したのはブタの反回神経の切断実験を描いたパネル絵の一部で、見学者たちは歴史上の偉人ではなくガレノスを後援したローマの政治家である。模写された四人の見学者には、左から順に、バルバルス、ボエトゥス、パウルス、セヴェルスという名前が振られている。

（2）**スカムヌム** scammum　スカムヌムは背もたれのないベンチ（長椅子）を意味するラテン語。ヒポクラテス自身は単に厚い板と呼び、「関節について」の第72節で詳説している。トンプソンはこれを最初の手術台とみなしたが、古代ギリシアでは膀胱結石やヘルニアなどの手術も行われていた。

　手術台は鋼製小物ではないが、欧米の手術器械カタログには掲載されていることが多い。一九世紀半ばに麻酔法が開発され、ほとんどの手術は手術台に寝ている患者に行われるようになった。それまでは患者を座らせて手術することが多かった。

（3）**腕尺** cubit　古代の尺度で、肘から中指の先までの長さ。約四五センチ。横指の二四倍。

（4）**握りバサミ** shears　英語では、Λ形のハサミ（和バサミ、握りバサミ）のことをshears、X形のハサミ（西洋バサミ）をscissorsという。カーカップによると、握りバサミは古代ローマからあるが、X形のハサミは一〇〇〇年頃にアラブで発明されたという。なお、専門的には手術用のハサミのこと剪刀《せんとう》というが、本書ではハサミで通した。

# 訳者あとがき

本書は一九四二年に出版されたトンプソン著 The History and Evolution of Surgical Instruments, New York, Schuman の翻訳である。第二次世界大戦の最中に出版されたためか、原著の初版は限定出版で、一千部しか印刷されなかった。また、すぐにトンプソンが亡くなったため改版されなかったが、一九九九年に Mansfield Center から複製版が出版された。複製版は印刷がよくないので、限定版の初版から図版を起こしたが、本書は原著より判型が小さいため、図を縮小せざるを得なかったことは残念である。

原著者のC・J・S・トンプソン（一八六二－一九四三年）の履歴は不明なことが多い。リヴァプール大学を卒業したことは分かっているが、何を専攻したかは分からない。しかし、毒物や香料の歴史に大きな関心をもっていたので、薬理学が専門だったのではないかと考えられている。一八九七年に錬金術に関する本を出版し、ウェルカム医学図書館（ウェルカム医学史研究所の前身）の学芸課長になった。この図書館はウェルカム製薬会社社長のヘンリー・ウェルカムが集めた医学書などを基に創設された施設で、ウェルカムは医学関係の器械と印刷物の収集をトンプソンにまかせた。ウェルカムの代理人となったトンプソンは、掘り出し物を手に入れるためヨーロッパ中を駆け回り、図書館のコレクションが増えると、トンプソンはこのコレクションを用いて多くの本を書いた。薬理学、医学、化学の歴史に関する本を著し、とくに四〇冊以上におよぶ毒物史の研究書で有名になった。わが国では一九二七年に出版された『香料文化誌』(訳書二〇〇三年)の著者として知られている。トンプソンは第一次世界大戦での功績から大英勲章を授与され、一九二六年にウェルカム研究所を退職した。翌年の一九二七年にイギリス王立外科医師会医学史コレクションの名誉学芸員に選ばれ、ドイツで古い手術器械を収集した。本書『手術器械の歴史』はこのときの研究に基づいている。

手術器械の歴史については、特定の時代や国、特定の器械だけに限った研究は散見できるが、通史はきわめて少ない。トンプソンの原著のほかには、エリザベス・ベニヨンの『西洋醫療器具文化史』(原書一九七九年、訳書一九八二年)とジョン・カーカップの『手術器械の発展』(二〇〇六年)があるだけである。ベニヨンの著書はほとんどがトンプソンの引用なので、実質的には原著と現在の王立外科医師会の学芸員カーカップの著書しかない。それゆえ、トンプソンの原著はわずか一一三頁の小著だが、手術器械の歴史に関する古典といってよい。

手術器械の通史が少ない理由は、手術器械は昔からあまり変わっていないと考える人が多いからだろう。また、器械の歴史より器械を使いこなすことが重視されるためかもしれない。昭和初期に東京大学の外科学教授だった塩田広重は、回顧録『メスと鋏』(一九六三年)で「手術の道具は、メスにしろピンセットにしろ、それほど変化していない。要は、よく切れるメス、うまくはさめるピンセット、そして、それを使いこなし、応用する技術である」と述べている。しかし、「新しい外科の領域ができてくれば、そこに新しい道具ができてくるのも当然である」と述べ、使いこなすべき器械が増えていることは認めていた。

手術器械の種類はきわめて多いが、カーカップは八つの基本形とその他の九種に分けている。基本形とは、消息子、針、刃物、鑷子、管、鉗子、ハサミ、拡張器（開創器など）の八種である。トンプソンは一二種の器械を取り上げたが、カーカップの分類に基づくと、その取り上げ方には偏りがみられる。刃物（メス、ナイフ、ノコギリ、ランセット）、鑷子、管（トロッカー）、鉗子、拡張器（膣鏡）、その他（穿頭器、ターニケット、手術台）は取り上げたが、消息子、針、ハサミは取り上げていないからである。取り上げなかった理由はその起源がよく分かっていなかったためと思われる（訳注の第1章(6)と第12章(5)を参照）。

トンプソンがまずメスを取り上げたのは、昔から外科医のシンボルとされているからだろう。メスに次ぐシンボルとしてはハサミがよく挙げられるが、トンプソンはナイフとノコギリを取り上げた。昔の手術の花形だった切断術に使われていたからである。

本書でもうひとつ留意すべきことは、トンプソンが重視したジョン・ライトソンの写本のことである。原著を引用した本を除けば、この写本はほかの歴史書ではまったく無視されている。その理由は分からないが、おそらく信憑性に問題があるのだろう。

そのほか、明らかな誤植や著者の勘違いと思われる記述については、その多くは訳者の判断で訂正し、一部は訳注で説明した。

さて、わが国は長いこと中国医学の影響をうけてきたが、中国医学で手術器械といえるものは鍼しかなかったので、わが国の手術器械は西洋外科のものである。それゆえ、わが国における手術器械の歴史は西洋に追随してきた歴史といっても過言ではない。

西洋外科が日本に伝来したのは一六世紀だが、手術器械の輸入がはじまったのは一七世紀の半ばといわれている。鉄砲がまたたく間に普及した歴史から分かるように、日本の鍛冶職人の技術は高く、まもなく西洋の手術器械をまねて製作するようになった。西洋外科が広まるとともに手術器械も普及したが、とくに花岡青洲がその発展に果たした役割は大きい。さらに明治政府がドイツ医学の導入を決めると、手術器械の需要は急激に増大し、そのほかの医療器械とともに手術器械の製作と販売を行う業者が誕生した。

その後、手術器械の発展はめざましかった。しかし、日露戦争後の陸軍衛生部の研究により、日本の医科器械は「外国製のそれとは比較するのも滑稽なほど低劣で、まったくの模倣品でしかないことが分かった」（岩片幸雄著『医科器械史・鰯屋抄』より）という。その結果、一九一一年に東京でかねて懸案だった同業組合が（全国組織は一九四二年に）結成された。一九二三年には産学協同で日本医科器械学会（二〇〇七年に日本医療機器学会と改名）が設立され、医療器械の開発研究が進められている。

二一世紀の花形手術は内視鏡下手術である。この手術に用いられる器械は、これまでの手術器械とは構造が異なるが、その起源がこれまでの（耳鼻咽喉科の）器械にあることは間違いない。その歴史については新たな研究が必要だろう。

原著は一般向けに書かれたようだが、英語では平易な日常語でも、日本語にすると専門用語になってしまう言葉がどうしても多くなった。外科医でもふだん器械の細部を話題にすることはあまりないので、器械の部位を示す適当な日本語がない英語もあった。そのため、妙な日本語と思われるかもしれないが、訳者がつくった訳語もある（隻肢など）。これらの専門用語については、できるだけ訳注などで説明するように心がけたが、原著に豊富にある挿図を参考にして理解していただければ幸いである。また、誤訳や勘違いなど、訳者のいたらぬ点にお気づきのときは、是非ご叱正ご教示を賜りたいと思う。

最後に、本書の出版を快くお引き受けくださり、いろいろとお力添えいただいた時空出版のみなさんに厚くお礼を申しあげたい。

## わ

包帯 bandage 12, 13, 20, 27, 94, 100
奉納品 ex-voto 4, 88
矛槍 halberd 63
ボドレー図書館 Bodleian library 5, 7, 11, 26, 52, 53, 73
ボルディゲーラ Bordighera 113
ポンテフラクト Pontefract 65, 66

## ま

舞キリ terebra、wimble 1, 2, 37–40, 43, 45, 47
曲がり柄 brace 42, 43, 45, 47, 48, 55, 56, 67
巻き上げ器 winch 115, 116
麻仁油 hempseed oil 82
三日月刀 scimitar 17
ミゾン myzon 72
無菌関節 aseptic joint 7, 10, 79–81
メラヴィグリ渓谷 Meraviglie Valley 113, 114
モディオルス modiolus 38–40, 48

## や

やっとこ pincers 75, 83, 85
有鉤鉗子 forked or hooked forceps、tenaculum forceps 72–74, 78
有溝鉗子 toothed forceps 72, 73
ユニヴァーシティ・カレッジ病院 University College Hospital 20, 125
弓キリ trepanon 38
弓ノコ bow saw 25–27, 30–32, 34

## ら

ラキッシュ Lachish 62
螺旋キリ gimlet 41, 82
ラチェット ratchet 79, 80, 125
乱刺器 scarifier 91, 92
乱切器 scarificator 88, 96–98, 124
ランセット lancet 88–90, 93, 96, 98, 99, 124, 131
『ランセット』 Lancet 78
卵巣摘出用トロッカー・サイフォン trocar ovariotomy syphon 110, 112
リヴィエール・ストーン Rivière Stone 113, 114
『リスター』 Lister 23
リュウゼツラン agave 88
輪状切断術 circular amputation 15, 29, 22
レンティキュラ lenticular 44, 48
ローレンシア図書館 Laurentian library 72
『ロンドン医学新聞』 London Medical Gazette 57

留め具 catch、mechanical check 77, 78, 80, 81, 125
トレフィン trephine 38, 41, 43–45, 47, 48
トリプロイデス triploid 44, 46
トリビュルコン tribulcon 86, 87
ドリルストック drill–stock 41–43, 47, 48
トロカンター・トロワ・カール trochanter trois–quarts 109
トロッカー trocar 106–112, 131

## な

握りバサミ shears 117, 128
乳形メス bellied scalpel 4, 10
捻転鉗子 torsion forceps 78, 80, 81
ノミ chisel 39, 40, 68

## は

箱形嵌合 box–lock 10, 76, 80
歯車 cog–wheel 29, 41, 103
破骨鉗子 nipper 68, 75
ハサミ scissors 75, 80, 124, 128, 131
バネ鉗子 spring forceps 76, 78, 80
『バルド治療書』Leech Book of Bald 93
火打石 flint 1, 24, 26, 35, 37, 62, 88
引き抜き器 puller 75
挽き臼 mill 69
ビストリー bistoury 9, 10
ピストン piston 110, 111
『ヒトの妊娠と発生』De Conceptu et Generatione Hominis 54
ヒポクラテス全集 Hippocratic collection 1, 3, 10, 12, 50, 61, 113, 115
『ヒポクラテス注解：関節について』De Articulis 22
ヒポクラテスのベンチ Hippocrates form 116
ピンセット vulsella（tweezers） 6, 72, 75, 80, 131
腹部ターニケット abdominal tourniquet 105
ブザンソン Besancon 101
『フランスの外科』La Chirurgie Francaise 125
フリーム fleam 89–91, 96–98
プルジャン・コレクション Prujean collection 52, 56
ブルドッグ鉗子 bull-dog forceps 78, 81
ヘミナ hemina 107
ヘラ spatula 6, 8, 9, 75
ヘルクラネウム Herculaneum 10
弁（膣鏡の）blade 50, 51, 52–58, 60, 61
弁状切断術 flap amputation 15, 22

スライド・リング slide ring 73, 80, 85
隻肢 limb vii, 10, 72, 73, 76–78, 80, 85, 86, 87, 133
切断ナイフ amputation knife 12, 14, 16–19, 20, 22
『西洋醫療器具文化史』Antique Medical Instruments 130
西洋杖 crutch 47
ゼニアオイ mallow 94
穿孔器 borer、perforator 40, 41, 44, 45, 47, 109, 110, 112
栓子 plug 57, 58, 61
穿頭器 trepan 35, 38–45, 48, 62, 65, 67–69, 131

## た

大英博物館 British Museum 8, 24–27, 118
『大外科学』Chirurgia Magna 16, 54, 119
脱臼テーブル luxation table 115, 116
ターニケット tourniquet 100, 102, 103–105, 131
玉継手 ball and socket joint 104
ダーラム大聖堂図書館 Durham Cathedral Library 116
『タルムード』Talmud 56
ダンヴィリエ Danvilliers 101
探索子 explorer 86
探索針 exploring needle 107
探索トロッカー exploring trc 110, 112
弾性トロッカー elastic trocar 109
膣拡張器 vaginal dilator 50, 52–55, 60, 61
膣鏡（膣の検鏡）vaginal speculum 51, 53, 55, 57, 58, 61, 131
蝶番 hinge 51, 104
直腸拡張器 rectal dilator 50
ツゲ boxwood 52, 53
ツチ mallet 68
鍔 rim、shield、afterism 107–110
つまみネジ thumb-screw 28, 29, 46, 54
弦掛ノコ frame saw 26, 30
ツルノハシ crane's-bill 83
ティルフォン tire-fond 83, 85, 87
出っ張り shoulder 43, 48, 108
手ノコ hand-saw 62, 64, 65
伝音消息子 telephone probe 87
筒身 barrel 43, 45
胴付ノコ tenon saw 26, 30, 32, 34
筒胴 drum 46, 47
動脈鉗子 artery forceps 70, 76–81
『土着医学報告』Report on Indigenous Systems of Medicine 22

骨膜剥離子 raspatory ---------- 6, 18
骨ヤスリ rasp ---------- 68
固定鉗子 fixation forceps ---------- 72, 80
コム・オンボ Kôm-ombo ---------- 4
コンパス・カッター cutting compass ---------- 67, 68

## さ

サジ scoop、spoon ---------- 6, 10, 85, 86
指物師 cabinet-maker ---------- 31, 33
三角柱 prismatic ---------- 46, 51, 55, 109, 110
産婆 midwife ---------- 54
痔核 haemorrhoid ---------- 74
仕掛け器械 mechanical instrument ---------- 41
肢環 finger grip、ring（bow）---------- 76, 79, 80, 83
耳鉗子 aural forceps ---------- 74
子宮検鏡 speculum matricis ---------- 54, 55, 61
止血鉗子 haemostatic forceps ---------- 74, 81
支持鉤 tenaculum ---------- 77, 80
紫檀 rose-wood ---------- 27, 29
湿角法 wet cupping ---------- 90, 91, 99
『実践外科学』Practical Surgery ---------- 21, 23
歯肉ランセット gum-lancet ---------- 90, 96, 99
瀉血 bloodletting、phlebotomy、bleeding ---------- 88, 90–96, 99
瀉血弓 phlebotomy bow ---------- 91
瀉血刀 phlebotome ---------- 90, 92, 99
銃弾鉗子 bullet-forceps ---------- 74, 82–85, 124
銃弾摘出器 bullet extractor ---------- 82, 85, 86, 124
樹脂 pitch ---------- 12, 94
『手術器械の発展』The Evolution of Surgical Instruments ---------- 80, 130
『手術と器械について』On Surgery and Instruments ---------- 61
シュナッパー Schnapper ---------- 97, 98, 124
掌蹠ノコ metacarpal saw ---------- 30, 32
消息子 probe ---------- 6, 10, 21, 85, 86, 131
静脈切開 venesection、phlebotomy ---------- 88, 90, 96
真鍮 brass ---------- 46, 48, 49, 90, 91, 97, 103, 104
『新ローマ暦』Calendarium Romanum ---------- 95
枢軸 pivot ---------- 10, 76, 81, 86
頭蓋骨スキ skull plough ---------- 47
頭蓋ノコ head-saw ---------- 62–66, 68
スカムヌム scamnum ---------- 115, 116, 128
『スシュルタ本集』Samhita samhita ---------- 12
スミレ油 oil of violets ---------- 82

カプア Capua 13
カミソリナイフ knife-razor 16
カモノハシ duck's bill、goose-bill 58, 60, 75, 83, 85
『カレタヌス外科学』Charethanus Wundartzney 82, 124
『ガレノス著作集』Works of Galen 114
ガロット garrot 101-103, 105
乾角法 dry cupping 90, 91, 99
『眼科診療』Augendienst 124, 126
管鋸 prion charactos 38
冠鋸 terebra serrata 38
嵌合 lock 10, 73, 76, 80, 86, 87
冠状ノコ circular or crown saw 41, 43-45, 48
偽鉗子 deceitful forceps 74, 75, 80
起子 elevator 44, 48
義肢 Artificial Limb 13
脚立 trestle 117, 118, 121
吸角器 cup、cupping vessel 88-92, 124
吸角師 cupper 91, 96, 97
吸角法 cupping 88, 96, 97
『旧約聖書』old testament 113
挙上子 leviter 44
キリ穿頭器 trepan perforatif 44, 48
グアヤック lignum vitae 17, 20
腔水症 dropsy 106, 108, 112
クリミア戦争 Crimean War 87, 103
『軍陣外科書』Feldbuch der Wundartzney 27, 54
『外科医の宝庫』Armamentarium Chirurgici（Chyrurgeon's Store House） 43, 56, 75, 85, 108
『外科医の友』Surgeon's Mate 43
『外科エッセイ』Surgical Essays 68
『外科学書』Buch der Chirurgia 121
『外科体系』System of Surgery 19
『外科著作集』Opera Chirurgica 48
『外科の臨床観察』Practical Observation on Surgery 65, 69
『外科宝函』Thesaurus Chirurgiae 116, 117
毛抜き epilation 70, 76
検鏡 speculum 50, 52, 54-61
硬膏 plaster 27, 75, 124
鋼製小物 steel gadgets 11, 128
『香料文化誌』The Mystery and Lure of Perfume 130
黒檀 ebony 27, 52, 53
黒曜石 obsidian 1, 35

# 事 項 索 引

## あ


『アエギナのパウロス著作集』Works of Paulus Aegineta ---- 22
『アエネーイス』Aeneid ---- 71
アサリ set-off serration ---- 31, 33, 34
圧挫鉗子 pressure forceps ---- 80
アペルトリウム apertorium ---- 54
亜麻布 lint ---- 13, 15, 60, 75, 90, 94, 100, 101, 107
アルフォンシヌム Alphonsinum ---- 83-86
『アングロサクソン治療書』Anglo-Saxon Leechdoms ---- 92, 100
安全ノコギリ guarded amputation saw ---- 29, 31
安全バネ spring guard ---- 67
『医科器械史・鰯屋抄』---- 132
『医学叢書』Fascicullus Medicinae ---- 120
『医学典範』Canon Medicinae ---- 122, 123
『医学論』De Medicina ---- 7, 10, 11, 22, 34, 48, 61, 80, 99, 112
『一般外科学』Chirurgia Universalis Opus Absolutum ---- 8, 73, 123
異物鉗子 dressing forceps ---- 70, 74, 81
『イーリアス』Iliad ---- 70
インキソリア incisoria ---- 39, 40
ヴィエル型 vielle type ---- 55
ヴィレーヌ城 Castle of Villaine ---- 101
烏喙鉗子 Bec de Corbin ---- 74
『英国外科雑誌』British Journal of Surgery ---- v
英国バネ鉗子 English spring forceps ---- 76
壊死結節 necrosis nodes ---- 47
『エジプトの医学』Medicina Aegyptorum ---- 92
円錐穿頭器 trepan piramide ---- 44, 48
円盤ノコ toothed-wheel、circular saw ---- 29, 67, 68
オウムハシ Bec de Perroquet、parrot's-bill ---- 74, 75
王立医師会 Royal College of Physicians ---- 56
王立科学アカデミー Académie Royale des Sciences ---- 102
王立外科医師会 Royal College of Surgeons ---- iv, v, 9, 13, 14, 19, 22, 29, 45, 65, 105, 130
折りたたみの脚 stretcher legs ---- 121, 122, 124


## か


カニューラ cannula ---- 23, 83, 107-110, 112
加熱焼灼 actual cautery ---- 16, 22, 100, 117
カテーテル catheter ---- 21, 23
カピトリーノ美術館 Musée du Capitole ---- 25, 26

リッツォーリ Francesco Rizzoli（1809-1880） 58
リフ Walther Hermann Ryff（1500-1548） 27-29, 74
リュエル Luer（？ -1883） 86
リュフ Jakob Rueff（1500-1569） 54, 55
ルキアノス Lucian（of Samosata, 125-200） 90
ルーク James Luke（1798-1881） 78
ルスピーニ Bartholomew Ruspini（1728-1813） 86
ルトルファー Franz Xavir von Rudtorffer（1760-1833） 46, 47, 86, 103
レイノルズ Russell Reynolds 20
レオニダス Leonidas of Alexandria（3 世紀） 22, 53
レカミエ Joseph-Claude-Anthelme Récamier（1774-1852） 58, 59, 61
ロジャース Lambert Rogers（1897-1961） 47
ローダー Justus Christian von Loder（1753-1832） 18

## わ行

ワクリー Thomas Henry Wakley（1821-1907） 78

ヘリオドロス Heliodorus（75 年頃）15
ベル Benjamin Bell（1749-1806）19, 30, 32, 45, 47, 76, 110, 111
ベル Charles Bell（1774-1842）77, 78
ペルシー Pierre-François Percy（1754-1825）86
ペルディクス Perdix 24
ペレ Jean-Jacques Perret（1730-1784）5, 9, 18, 19, 29, 30, 76, 103
ボヴィー William T Bovie（1882-1958）10
ボエトゥス Flavius Boetus（2 世紀）113, 128
ホースレー Victor Alexander Haden Horsley（1857-1916）47
ポット Percival Pott（1714-1788）30, 109-111
ボドレー Thomas Bodley（1545-1613）5, 7, 8, 25, 52, 53, 73
ボーモント William Rawlins Baumont（1803-1875）57, 59

## ま行

マギー William John MacGee（1853-1912）36
マキューウェン William Macewen（1848-1924）47
マシェル Thomas Machell 67, 68
マジャンティ Magenty 57
マーシュ Thomas Marsh（16 世紀）11, 27
マーチソン Charles Murchison（1830-1879）110
マッケンジー James Mackenzie Davidson（1856-1919）86
マッジ Bartholomaeus Maggius（Bartolomeo Maggi, 1477-1552）85
メレット＝ベイカー Merrett-Baker 78, 79
モレル Etienne J Morel（1648-1710）101, 102

## や行

ヤング James Young（1646-1721）101
ユウェナーリス Decimus Junius Juvenalis（55-140）15
ユリウス二世 Julius II（1443-1513）101

## ら行

ライ Jamini Bhushan Ray（1879-1926）22
ライトソン John Wryghtson 5, 8, 14, 16, 27, 28, 34, 39, 40, 62, 63, 131
ラーゼス Rhazes（850-923）15
ラ・フェイ George de la Faye（1699-1781）30, 31
ランフランク Lanfranc of Milan（？-1315）2, 40
リー Henry Lee（1817-1898）47
リーク Chauncey Depew Leake（1896-1978）v
リコード Philippe Ricord（1800-1889）58, 59
リスター Astley Paston Lister（1827-1912）9, 30, 32, 48, 103, 105
リストン Robert Liston（1794-1847）19, 20, 22, 23, 77-79, 125, 126
リスフラン Jacques Lisfranc（1790-1847）19, 20

バックネル Bucknell 20
華岡青洲（1760-1835） 132
パラス August Friedlich Pallas（1731-1812） 103
バルティッシュ Georg Bartisch（1535-1607） 126
バルド Bald 93
バルバルス Marcus Vettulenus Civica Barbarus（2 世紀） 128
パルフレー Palfrey 58
パルマー Edward Palmer 20
パレ Ambroise Paré（1509-1590）
16, 17, 22, 43, 55, 63, 65, 67, 68, 74, 83, 84, 101, 121-123
ハロウト Richard Huloet 96
ハンター John Hunter（1728-1793） v
ハンチントン Robert Huntington（1637-1701） 11
ビガー Bigger 66
ヒース Charles Joseph Heath（1856-1834） 34
ヒポクラテス Hippocrates（460-377BC）
1, 3-6, 10, 12, 22, 37, 50, 52, 57, 61, 113, 115, 116, 128
ファーガソン William Fergusson（1808-1877） 9, 30, 33, 47, 60, 110
ファーガソン Bobert Ferguson（1799-1865） 60
ファブリキウス Hieronymus Fabricius ab Aquapendente（1537-1619） 5, 8, 56, 65
ファブリキウス Fabricius Hildanus（Wilhelm Fabri 1560-1634） 17, 43, 56, 64, 65, 74, 85
フィリップス Edward Phillips（1630-1696） 108
フェッリ Alphonse Ferrius（Alphonso Ferri, 1500-1580） 83
ブッチャー Richard Gerge Herbert Butcher（1819-1891） 31-32
プティ Jean-Louis Petit（1674-1760） 44, 45, 76, 102-105
プトレマイオス Claudius Ptolemaeus（90-168） 95
ブラックビー Blackbee 58
フラワー William Flower（1831-1899） 9
プラム Peter Andreas Plum（1797-1880） 58, 60
ブランズヴィク Jerome Brunswyke（Braunscwig or Brunschwig：1450-1512）
41, 82, 121
ブランビラ Giovanni Alessandro Brambilla（1728-1800） 45, 58, 76
フリーク John Freke（1688-1756） 103, 104
プリニウス Pliny（23-79） 24
プルジャン Francis Prujean（1597-1666） 52, 56
ブルン Brun 69
ブレアリー Harry Brearly（1871-1948） 11
ブロディー Benjamin Collins Brodie（1783-1862） 47
ペアン Jules Emile Péan（1830-1898） 80, 81
ヘイ William Hey（1736-1819） 63, 64, 66-69
ベニヨン Elisabeth Bennion（1930- ？） 130
ヘラクリデス Heraclides the Tarentine（390BC-310BC） 7

シュテフラー Johann Stoeffler（1452-1531）95
シューマン Henry Schuman iii, iv, 129
シュムッカー Johann Leberecht Schmucker（1712-1786）76
ショリアック Guy de Chauliac（1298-1368）16, 54, 118, 119
スクルテトス Johann Scultetus（1595-1645）17, 18, 28, 30, 43, 52, 56, 64, 65, 74, 75, 83, 85, 108, 116
スクワイア Squire 20
スシュルタ Susruta 12
スターキー James Leslie Starkey（1895-1938）62
セヴェルス Septimus Severus（145-211）113, 128
セガラ Pierre-Salomon Ségalas（1792-1875）58, 59
ソラヌス Soranus of Ephesus（79-138）51, 72

## た行

ダイダロス Daedalus 24
ダヌヴァンタリ Dhanvantari 12
チェズルデン William Cheselden（1688-1752）44
チェンバレン Chamberlen 87
ツィティエ Zittier 102, 103
デイヴィス David Daniel Davis（1777-1841）57, 59
ディオーニ Pierre Dionis（1643-1718）125, 126
テイト Robert Lawsin Tait（1845-1899）78, 79
ディーフェンバッハ Johann Friedrich Dieffenbach（1792-1847）77, 78
ドゥソー Pierre Joseph Desault（1744-1795）76
ド・バイ Joseph de Baye（1853-1931）36
トラヴァース Benjamin T Travers（1783-1858）68
トラヤヌス Trajan（53-117）15
トレーラ Ulysse Trélat（1828-1890）58
トンプソン Charles John Samuel Thompson（1862-1943）iii-v, 128-131
トンプソン Henry Thompson（1820-1904）23, 110, 111

## な行

ナナリー Thomas Nunnely（1809-1870）78
ナルヴァチオ Matthia Narvatio（？-1576）41, 42

## は行

ハイスター Lorenz Heister（1683-1758）3, 5, 8, 45, 58, 76, 109
パウルス Sergius Paulus（2 世紀）113, 128
パウロス Paulus Aegineta（625-690）15, 22, 26, 53, 75, 108
パーカー Mogan Parker（1892-1976）10
パジェット James Paget（1814-1899）47
パーソンズ Usher Parsons（1788-1868）103

エコルト Johann Gottlieb Eckoldt 86
エスマルヒ Johann Friedrich August von Esmarch（1823–1908） 105
エールリッヒ Johann August Ehrlich（1760–1833） 103

## か行

カーカップ John Kirkup 80, 128, 131
ガランジョ René-Jacques-Croissant de Garengeot（1688–1759） 5, 8, 44
カレタヌス Johannes Charethanus（1415–1470） 82, 124
ガレノス Claudius Galenus（130–200） 4, 5, 15, 22, 26, 37, 113, 114, 122, 128
キャクストン William Caxton（1422–1492） 95
ギユモー Jacques Guillemeau（1550–1613） 5, 8, 17, 74, 125, 126
クスコ Edouard Gabriel Cusco（1819–1894） 58, 59
クッシング Harvey Williams Cushing（1869–1939） 10
クナウア Thomas Knaur（Knauer） 103
クーパー Astley Paston Cooper（1768–1841） 19, 68
グランヴィル Bartholomaeus de Glanvilla（1203–1272） 118, 119
グリフィス Charles Griffiths（1763–1829） 29, 68
グレーフェ Ferdinand von Graefe（1787–1840） 76
クローチェ Giovanni Andrea della Croce（1514–1575） 5, 8, 41, 63, 65, 74, 83, 122, 123
ケタム Johannes de Ketham → カレタヌス
ケーベルレ Eugène Koebèrlé（1828–1915） 80, 81
ケルスス Aulus Cornelius Celsus（25BC–50AD） 7, 10–12, 22, 26, 34, 37–40, 50, 61, 72, 75, 80, 90, 99, 100, 106, 115
ゲルスドルフ Hans von Gersdorff（1477–1551） 27, 28, 33, 46, 54, 55, 84
コクセター James Coxeter（1812–1902） 86
コッケル Cockell 63, 65, 66
コッヘル Emil Theodor Kocher（1841–1917） 81
コロンバット Marc Colombat de L'Isère（1797–1851） 57

## さ行

サイム James Syme（1799–1870） 22
サヴィニー John Henry Savigny 19, 30, 43, 45, 47, 77, 86, 103, 110, 111
サミュエル Mar Samuel（of Nahardea, 165–257） 56
サール Rasmus Samuel Thal 68, 69
サントリオ Santorio Sanctorius（1561–1636） 112
ジェラルド Gerard of Cremona（1114–1187） 7, 117
塩田広重（1873–1965） 130
シムズ James Marion Sims（1813–1883） 59–61
シャープ Samuel Sharp（1700–1778） 18, 29, 43–45
シャリエール Joseph-Frédéric Benoît Charriere（1803–1876） 58, 59, 81
シャルル突進公 Charles the Bold（1433–1477） 54

# 人　名　索　引

## あ行


アエティオス Aetius（of Amida, 502–575）…… 4
アエネーイス Aeneas …… 71
アサリーニ Paolo Assalini（1759–1840）…… 30, 77
アスクレピオス Aesculapius …… 4
アダムス Adams …… 34
アナベル Annabel …… 34
アポロドルス Apollodorus …… 117
アミュサ Jean Zulema Amussat（1796–1856）…… 80
アルキゲネス Archigenes（of Apameia, 48–117）…… 15, 72
アルキメデス Archimedes（287BC–212BC）…… 47
アルピニ Prospero Alpini（1553–1617）…… 92
アルブカシス Albucasis or Abu'l Kasim Ben Abbas al-Zahrawi（936–1019）
…… 7, 14, 16, 26, 27, 39, 40, 52–54, 61–63, 65, 73, 100, 107, 108, 115, 116
アンティゲネス Antigenes（2 世紀）…… 113
アンドレー John Andrée …… 109
アンマン Jost Amman（1539–1591）…… 97
イアーピュクス Iapix …… 71
イシドールス Isidorus（of Seville, 570–636）…… 7
岩片幸雄（1902–1972）…… 132
ヴァイス John Weiss …… 34, 58, 60, 86
ヴィゴー John of Vigo（1460–1519）…… 82, 101
ウィディウス Vido Vidius（1500–1569）…… 25, 115
ウィリアム William de Saliceto（1210–1277）…… 2
ヴェサリウス Andreas Vesalius（1515–1564）…… 16, 17, 27, 28, 122, 124
ウェファー Lionel Wafer（1640–1705）…… 92
ウェルカム Henry Solomon Wellcome（1853–1936）…… 129, 130
ヴェルギリウス Virgil（70–19BC）…… 71
ウェルズ Tomas Spencer Wells（1818–1897）…… 79–81, 110
ウェンツェル Baron de Wenzel（1728–1800）…… 76
ウォードロップ James Wardrop（1782–1860）…… 78
ウォリック Christopher Warrick …… 108
ウォルシャム William Johnson Walsham（1847–1903）…… 47
ウォルシュ Alfred Walsh …… 60
ウォレス Wallace …… 110
ウッダール John Woodall（14569–1634）…… 43, 48
ウッフェンバッハ Petrus Uffenbach（1566–1635）…… 116
ヴルペス Benedetto Vulpes（1783–1855）…… 72
エヴァンズ Evans …… 47

〈 訳者略歴 〉

**川満富裕**（かわみつ・とみひろ）
1948 年　沖縄県に生まれる
1975 年　東京医科歯科大学を卒業後、一般外科を経て、
　　　　小児外科を専攻
1984 年　獨協医科大学越谷病院小児外科講師
1998 年より終末期医療に従事
　　　　現在、三軒茶屋病院勤務
主な著書　W・J・ビショップ『外科の歴史』（時空出版）
　　　　　W・J・ビショップ『創傷ドレッシングの歴史』（時空出版）

**手術《しゅじゅつ》器械《きかい》の歴史《れきし》**

二〇一一年一一月一五日　第一刷発行
著　者　C・J・S・トンプソン
訳　者　川満富裕
発行者　藤田美砂子
発行所　時空出版
〒112-0002　東京都文京区小石川四-一八-三
電話　東京〇三（三八一二）五三一三
http://www.jikushuppan.co.jp
印刷・製本　永和印刷株式会社
ISBN978-4-88267-051-3
©2011 Printed in Japan
落丁、乱丁本はお取替え致します。

## 外科の歴史

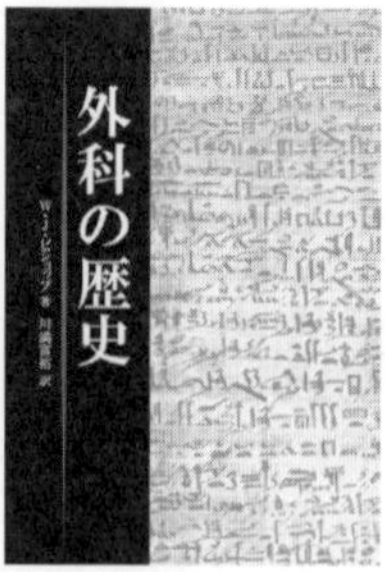


W・J・ビショップ著　川満富裕訳

近代外科の華々しい成果は、麻酔法の普及と無菌法の受容に負っている。たかだか一〇〇年の歴史であるが、これは数世紀にわたる先人たちの観察と実験の賜物である。人類の歴史とともにあった創傷の手当てから、外科治療の試行錯誤の変遷と進歩、時代背景を興味深く素描する。

定価（本体価格 3,000 円 + 税）

## 創傷ドレッシングの歴史

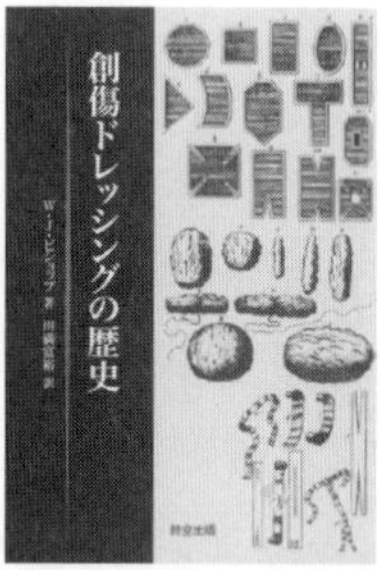


W・J・ビショップ著　川満富裕訳

今日の湿潤環境理論に基づく、親水性プラスティックの普及に至るまで、ドレッシング材の試行錯誤、改良が続けられてきた。理想的な創傷ドレッシングを探索する進歩と技術のあとを辿る。充実した訳注が理解を助け、より深い知識を提供している。

定価（本体価格 2,400 円 + 税）

時空出版刊